Frieden mit meiner Haut

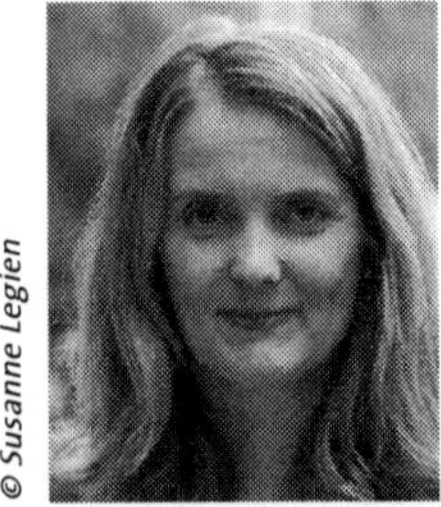

© Susanne Legien

Ingrid Bäumer hat 2010 in Köln die erste deutschsprachige Selbsthilfegruppe für Skin Picker gegründet. Sie hat wesentlich dazu beigetragen, im deutschsprachigen Raum ein Bewusstsein für Skin Picking zu schaffen. Ihre Arbeit wurde zum Vorbild für Selbsthilfegruppen in Deutschland, Österreich und der Schweiz. Beruflich arbeitet Ingrid Bäumer mit Sprache, unter anderem als Autorin und Redakteurin.

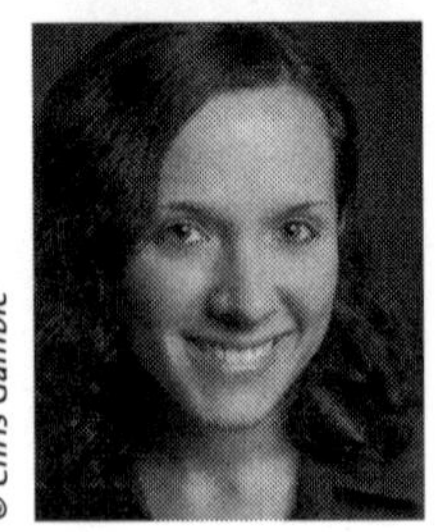

© Chris Gamble

Dr. Christina Gallinat ist Psychologin und forscht seit mehreren Jahren am Universitätsklinikum Heidelberg zu Skin Picking und Trichotillomanie. Um Betroffene zu unterstützen und mehr Aufmerksamkeit für die Thematik zu schaffen, betreibt sie die Informationsseite *www.skinpicking-trichotillomanie.de*, den Instagram-Kanal *@BFRB.care* sowie den Podcast *BFRB.care: Alles rund um Skin Picking, Trichotillomanie und Co.*

Ingrid Bäumer (Herausgeberin und Autorin),
Christina Gallinat (Autorin)

Frieden mit meiner Haut

Wege, Skin Picking zu überwinden

Mit Beiträgen von Betroffenen wie Angela Hartlin

Mabuse-Verlag
Frankfurt am Main

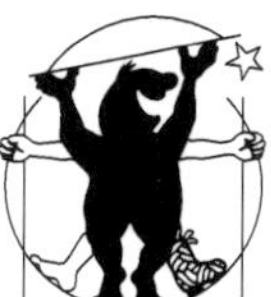

Bibliografische Information der Deutschen Nationalbibliothek
Die Deutsche Nationalbibliothek verzeichnet diese Publikation in der Deutschen Nationalbibliografie; detaillierte bibliografische Daten sind im Internet unter: http://dnb.dnb.de abrufbar.

Informationen zu unserem gesamten Programm, unseren Autor:innen und zum Verlag finden Sie unter: www.mabuse-verlag.de.

Wenn Sie unseren Newsletter zu aktuellen Neuerscheinungen und anderen Neuigkeiten abonnieren möchten, schicken Sie einfach eine E-Mail mit dem Vermerk „Newsletter“ an: online@mabuse-verlag.de.

2., aktualisierte Auflage 2024

Kasseler Str. 1 a
60486 Frankfurt am Main
Tel.: 069-70 79 96-22
Fax: 069-70 41 52
verlag@mabuse-verlag.de
www.mabuse-verlag.de
www.instagram.com/mabuseverlag
www.facebook.com/mabuseverlag
www.twitter.com/MabuseVerlag

Projektkoordination, Endlektorat und Korrektorat: Simone Holz, Pisa, www.lektorat-redazione-holz.eu/
Lektorat: Dr. Kathrin Volkmann, aarteks Text & Kommunikation, www.aarteks.de
Satz und Gestaltung: Martin Vollnhals, Neustadt an der Donau
Umschlagabbildung: © istockphoto.com/Punnarong
Umschlaggestaltung: Franziska Brugger, Frankfurt am Main
Druck: SOL Service GmbH, Schrobenhausen

ISBN: 978-3-86321-615-3
Printed in Germany

Inhalt

Vorwort ... 7

Die wichtigsten Begriffe kurz erklärt ... 11

Teil A: So haben wir Skin Picking hinter uns gelassen. (Ehemals) Betroffene erzählen ... 13

Einleitung ... 13
1. Ingrid (51): Lob der Umwege ... 14
2. Katharina* (28): Stolz darauf, was ich erreicht habe ... 39
3. Dorothea* (55): Ich habe gelernt, mir zu verzeihen ... 47
4. Barbara Schubert (62): Die letzte große Episode ... 56
5. Marten (31): Geh auf die Suche! ... 66
6. Lea (21): Symptom meiner Traumata ... 76
7. Miriam* (32): Der Fortschritt kam unbemerkt ... 82
8. Ela* (58): Ich verstelle mich nicht mehr ... 93
9. Kathrin (57): Ich bin ganz in Ordnung ... 102
10. Elke (44): Zurück ins Leben ... 107
11. Angela Hartlin (36), Kanada: Meine Dermatillomanie umarmen (aus dem amerikanischen Englisch übertragen von Daniel Hecktor) ... 115

Teil B: Therapieverfahren: Was wir bisher über ihre Wirksamkeit wissen ... 129

1. Psychotherapie – wenn ja, welche? ... 129
2. Was folgt daraus für meine Therapiewahl? ... 139
3. Psychopharmaka, ja oder nein? ... 142
4. Was gehört zu einer kognitiven Verhaltenstherapie? ... 145

Teil C: Aktiv werden ... 149

1. Die Bedürfnisse der Haut achten: Pflege von Haut, Wunden und Narben ... 149
2. Bessere Gespräche mit Hautärzt:innen? Ja, bitte! ... 159
3. Selbsthilfe? Fragen und Antworten ... 165

Danksagung ... 175

Medienempfehlungen ... 177
Quellen ... 179

Vorwort

Ingrid:

Ausschlaggebend für das Schreiben dieses Buches war für mich, so banal das klingt, eine maue Rezension für mein erstes Buch „In meiner Haut. Leben mit Skin Picking“ auf Amazon. Dort schreibt eine unzufriedene Leserin: „Eine Lösung/Heilung bietet das Buch kaum an. Es sind Ansätze dabei, aber ich finde viel zu wenig in die Richtung: Was kann ich tun? [...] Mir fehlt einfach ein wirklicher Weg, der mich überzeugt, wo ich denken würde: Ok, ich packe jetzt meinen Rucksack und gehe den.“

Zwar kann ich ebenso wenig wie irgendjemand anders „den einen“ Weg zur Heilung bieten. Aber die Leserin hat in einer Hinsicht recht: Wir sollten mehr über Heilung sprechen.

In der Skin-Picking-Community begegnen wir vielen netten Menschen, die es noch nicht geschafft haben, sich von ihrem problematischen Verhalten zu befreien. Auf Facebook, Instagram und in Selbsthilfegruppen diskutieren wir meistens mit anderen Betroffenen, die ebenfalls noch nicht geheilt sind. Das ist zwar oft stärkend und wohltuend; doch dabei kann schnell der Eindruck entstehen, dass Skin Picking im Prinzip so gut wie unheilbar ist. Dieser Eindruck ist falsch, wie ich aus eigener Erfahrung weiß. Ich kenne durchaus Menschen, die es geschafft haben. Aber die meisten von ihnen tauchen – logischerweise – nicht mehr in der Community auf, weil sie ihr Leben neuen Themen widmen.

Was also, wenn ich Geschichten von Geheilten sammeln würde? Das tat ich, und als die Ergebnisse eintrudelten (Teil A des Buches), war ich überrascht, wie viele Unterschiede und zugleich Gemeinsamkeiten es gibt. Vor allem die Geschichten von schnellen Fortschritten bei einigen der Beitragenden verblüfften mich. Ich hätte das nicht für möglich gehalten, denn bei mir hat es Jahrzehnte gedauert, bis ich fast knibbelfrei war – trotz mehrerer Therapien. Es macht offenbar doch einen großen Unterschied, ob sich die behandelnde Person gut mit Skin Picking auskennt oder nicht.

Selbstverständlich können auch viele andere Faktoren eine Rolle spielen. Dennoch finde ich: Die Wirksamkeit spezifischer Therapiemethoden muss unbedingt weiter erforscht werden. Was wir bisher dazu wissen, habe ich in Teil B des Buches zusammengefasst.

Doch ich wollte nicht nur individuelle Geschichten in diesem Buch versammeln. Sie sollten auch mit einfühlsamen und psychologisch kompetenten Kommentaren in einen größeren Rahmen eingefügt werden. Hier kam Dr. Christina Gallinat ins Spiel, die seit Jahren ihre Forschung und ehrenamtliche Arbeit dem Thema Skin Picking widmet. Zusammen haben wir bereits die *Skin Picking und Trichotillomanie Tage* wie auch die *BFRB Tage* organisiert (auf die Begriffe wird direkt im Anschluss an dieses Vorwort kurz eingegangen). Daher wusste ich: Sie ist eine der besten Expert:innen auf diesem Gebiet im deutschsprachigen Raum. Und ich kann mich in der Zusammenarbeit hundertprozentig auf sie verlassen.

Christina:

Ich fühlte mich sehr geehrt von Ingrids Anfrage, an diesem Buch mitzuwirken. Gleichzeitig hatte ich großen Respekt vor der Aufgabe, Kommentare zu den persönlichen Lebens- und Heilungswegen zu schreiben. Denn wie sollte es möglich sein, diesen vielschichtigen Erzählungen und den Menschen dahinter gerecht zu werden? Die Antwort ist: gar nicht! Die Geschichten selbst sind immer nur Ausschnitte eines großen Ganzen, mit dem sich ganze Bücher füllen ließen – und auch meine Kommentare (enthalten in Teil A jeweils als letztes Kapitel einer Geschichte) greifen immer nur einzelne Aspekte heraus, die für mich jeweils besonders hervorstachen und von denen ich annahm, dass sie für unsere Leser:innen hilfreich sein könnten.

Ich bin sehr froh darüber, dass Ingrid die Idee zu diesem Buch hatte, denn beim Lesen der Geschichten ist mir noch einmal bewusst geworden, wie wichtig es ist, diese zu erzählen. Ich bekomme oft Anfragen von Betroffenen mit Skin Picking oder pathologischem Haareausreißen (Trichotillomanie) und werde immer wieder mit hoffnungslosem Unterton gefragt, ob Heilung überhaupt möglich ist. Und die Antwort ist: Ja! Es ist möglich, Skin Picking in den Griff zu bekommen oder auch ganz loszulassen. Aber Heilung geschieht nicht von heute auf morgen, nicht nur mit reiner Willenskraft und nicht mit „der einen" Technik oder Lösung. Heilung braucht Zeit, Geduld und umfasst viele Puzzleteile, die jede:r für sich persönlich finden und zusammensetzen muss. Der Weg der Heilung betrifft das ganze Leben einer Person, nicht nur das situative Verhalten. Wie individuell diese Wege aussehen können und was alles dazugehört, zeigen die Geschichten in diesem Buch.

Ingrid und Christina:

Auch wenn sich aus diesem Buch kein allgemeingültiger Weg zur Heilung ableiten lässt: Wir können erahnen, was alles möglich sein wird, wenn Betroffene die richtigen Informationen an die Hand bekommen, ihr Verhalten besser verstehen lernen und die richtige Unterstützung finden. Wir können erahnen, welchen Unterschied es macht, wenn die Forschung zu Skin Picking vorankommt und immer mehr Therapeut:innen das Handwerkszeug zur Behandlung von Skin Picking erlernen. Wir ahnen auch, wie viel unnötiges Leiden und Suchen den Betroffenen erspart bleiben wird. Wir arbeiten alle zusammen weiter an diesem Ziel, und wir möchten Betroffenen mit diesem Buch Zuversicht schenken.

Im letzten Teil des Buches (C), der genau wie Teil B aus der Feder von Ingrid stammt, finden Betroffene praktische Impulse, selbst aktiv zu werden: Hautpflege-Tipps, Infos zu Therapie und Selbsthilfe sowie Anregungen für bessere Gespräche mit Dermatolog:innen.

Wir hoffen, dass unser Buch viele ermutigt, ihren Rucksack zu packen und ihren eigenen Weg in Richtung Heilung zu gehen. Denn Heilung *ist* möglich.

Die wichtigsten Begriffe kurz erklärt

„Skin Picking" bezeichnet allgemein das Bearbeiten der eigenen Haut (z. B. Zupfen, Quetschen, Kratzen). Umgangssprachlich wird das Verhalten oft auch „Knibbeln" genannt.

Mit „Dermatillomanie" bzw. „Pathologisches Hautzupfen/-quetschen" wird die Diagnose bzw. psychische Störung benannt, deren Kernsymptom das pathologische Skin Picking ist.

„Body-focused repetitive behaviors" (BFRBs) ist eine zusammenfassende Bezeichnung für körperbezogene repetitive Verhaltensweisen, zu denen unter anderem Skin Picking, Haareausreißen, Nägelkauen, Lippen- und Wangenbeißen gehören.

Teil A: So haben wir Skin Picking hinter uns gelassen. (Ehemals) Betroffene erzählen

Einleitung

Es war nicht ganz einfach, für dieses zweite Buch Autor:innen zu finden. Denn die meisten, die keine Probleme mehr mit Skin Picking haben, ziehen sich aus Selbsthilfegruppen und Onlineforen zurück. Das heißt aber nicht, dass es niemanden gibt, der von Heilung berichten könnte – wie dieses Buch beweist. Mit etwas Recherche fanden sich die hier versammelten Beitragenden. Andere meldeten sich erfreulicherweise selbst, weil sie anderen Betroffenen Mut machen wollen.

Wir sind ein bisschen international, denn Martens Lebensgeschichte spielt sich zum Teil in der Schweiz ab. Genau genommen sind wir sogar interkontinental – denn es gelang uns, die Kanadierin Angela Hartlin für einen Beitrag zu gewinnen. Sie ist gleichsam die Gründerin der globalen Skin-Picking-Community: Ohne ihr mutiges Buch „Forever Marked: A Dermatillomania Diary"[1] und ihre unermüdliche Öffentlichkeitsarbeit wären wir längst nicht so weit, wie wir es heute sind.

---

1 Hartlin, A. (2009). Forever Marked: A Dermatillomania Diary. Eigenverlag.

Allen, die ihre Geschichte beigesteuert haben, sagen wir von Herzen Dank. Wir freuen uns sehr, dass wir durch euch die wichtigste Botschaft hinaus in die Welt schicken können: Es gibt immer Hoffnung!

Hinweis: Mit * gekennzeichnete Namen von Autor:innen sind Pseudonyme.

1. Ingrid (51): Lob der Umwege

Vorweg:

Diese Schilderung ist teilweise drastisch, kann Ekel auslösen und möglicherweise auf Betroffene triggernd wirken. Wer von sich weiß, dass sie:er von Beschreibungen des Manipulierens der Haut und der Wunden leicht zu triggern ist, sollte vielleicht auf die Lektüre verzichten.

Ich habe mich dennoch entschieden, nichts zu beschönigen, weil ich glaube, dass sich viele andere Betroffene darin wiederfinden werden. Dass ich es geschafft habe und immer wieder schaffe, mich von Skin Picking zu befreien, obwohl ich ein vergleichsweise schwerer Fall war, soll zeigen: Jede:r kann es schaffen!

Heilung?

Heute bin ich zu ungefähr 90 Prozent frei von Skin Picking. Wobei ich wohl nie ganz geheilt sein werde. Dazu habe ich dieses Verhalten in Jahren und Jahrzehnten zu sehr verinnerlicht. Ich bearbeite meine Haut jetzt nur noch zu einem geringen Bruchteil des Ausmaßes von vor, sagen wir, zehn Jahren. Dennoch fühle ich in angespannten Situationen und in Krisen – wenn ich das Gefühl habe, neben mir zu stehen, wenn mich etwas stark unter Druck setzt, wenn ich nicht im

Gleichgewicht bin – immer noch einen starken Impuls, zu knibbeln. Aber ich schade meiner Haut kaum noch damit.

Heilung ist das Ideal, dem ich mich nähere. Im angelsächsischen Sprachraum gibt es den Ausdruck „in recovery“, wenn sich jemand von einer Krankheit erholt. Auch Alkoholiker:innen oder andere Personen mit Suchtproblematik nutzen ihn, um auszudrücken, dass sie niemals ganz geheilt sein werden, aber auf dem Weg der Heilung sind.

Doch obwohl Skin Picking immer ein Teil von mir bleiben wird, habe ich das überwältigende Gefühl der Befreiung erlebt: als ich feststellte, dass ich nicht mehr Stunde um Stunde vor dem Badezimmerspiegel verbringe, um die eigene Haut zu attackieren und anschließend ebenso lange aufwendig zu überschminken. Ich hatte plötzlich viel mehr freie Zeit. Es wurde zu einer Herausforderung, diese Zeit mit Leben zu füllen.

Ich musste nicht mehr Schicht um Schicht von Make-up und Puder kunstvoll übereinander applizieren, bevor ich mich aus dem Haus traute. Heute schminke ich mich nur noch selten.

Ich hatte wieder die Freiheit, langärmlige Sachen auszuziehen, wenn mir warm wird. Ohne darüber nachzudenken, ob mein Hautbild dafür unauffällig genug ist. Ich hatte keine Wunden mehr, die fürchterlich nässten und schmerzten und die bis zum Wochenende verheilt sein mussten, wenn ich verabredet war. Ich musste nicht mehr befürchten, durch die Frage „Was hast du denn da mit deiner Haut?“ plötzlich in aller Öffentlichkeit entblößt zu werden.

Ich fühle heute keinen Leidensdruck mehr, obwohl ich mir manchmal die trockene Haut von den Fingerkuppen reiße. Obwohl es auch manchmal blutet. Denn ich lasse es nie zu tiefen, dauerhaften Wunden kommen.

Wann hat Skin Picking bei mir angefangen?

Das weiß ich nicht mehr genau, weil es so früh war. Aber ich vermute, es muss in der Zeit gewesen sein, als man mich aufforderte, still zu sitzen. Ich hatte als Kind einen großen Bewegungsdrang, ich rannte, tanzte, zappelte ständig herum. Heute nennt man es ADHS, damals hieß es, ich sei hyperaktiv. Zum Glück hatten wir zu Hause einen großen Garten, und ich konnte mich auf den Feldern und Wiesen in der Nachbarschaft austoben. Ich war mehr draußen als drinnen zu finden. Doch gegen Ende des Kindergartens oder spätestens mit Beginn der Schule galt es, still und diszipliniert auf dem Stuhl zu sitzen. Die Erzieherin, eine Nonne, schimpfte mich häufig aus, weil ich es nicht schaffte. Sie setzte mich auch ein paarmal in die Mitte des Stuhlkreises, um mich zu beschämen – mit Erfolg. Aber ich gestand mir diese Scham nicht ein, sagte mir trotzig: Ich bin halt anders. Wenn das ein Problem ist: Pech für die anderen!

Mir wurde nichts zugetraut

In der Grundschule hatte ich mit dem starren Schema des Stundenplans zu kämpfen, aber ich schaffte es dennoch bald, einigermaßen still zu sitzen, da es ja so ungeheuer wichtig zu sein schien. Als Ausgleich biss ich auf meinen Füllern herum und zerkaute sie alle im Rekordtempo. Manchmal hatte ich eine blaue Zunge von den ausgelaufenen Tintenpatronen. Meine Mutter musste immer wieder neue Füller kaufen. Aufgrund meiner Hyperaktivität trauten mir meine Eltern auch nicht viel zu. Sie fürchteten, sie müssten mich nach der Grundschule wohl auf die Sonderschule schicken.

Stille Opposition der Finger

Ich glaube, in dieser Zeit fing das Skin Picking an. Ich durfte mich zwar in den Unterrichtsstunden – oder bei Verwandtschaftsbesuchen – nicht wirklich bewegen. Aber zumindest kriegten meine Finger auf der Haut Auslauf: Ich ließ sie tasten und Unebenheiten finden, ließ sie da ans Werk gehen, wo sie fündig wurden – unbemerkt von Lehrerin und Banknachbarin. Einmal war ich zur Geburtstagsparty meiner damals besten Freundin eingeladen. Wir mussten in der Küche auf einem Stuhl stillsitzen, während wir den Kuchen aßen. So wollte es ihre Mutter. Ich suchte nicht auf der Haut, sondern am Stuhl nach Unebenheiten und fand sie im Plastiküberzug der Sitzfläche. Daran knibbelte ich, bis ich ein paar Plastiknoppen abziehen konnte. Keiner merkte es – zunächst jedenfalls.

Später aber schon. Die Mutter der Freundin tauchte am folgenden Tag auf unserer Veranda auf und hob den beschädigten Stuhl vorwurfsvoll hoch, damit man die kaputten Stellen begutachten konnte. Sie sagte zu meiner Mutter: „Der Stuhl war gerade neu gekauft. Ich habe mich schon gewundert, wie die Ingrid es schafft, die ganze Zeit so still sitzen zu bleiben. Na, kein Wunder: Sie hat die ganze Zeit am Sitzbezug herumgeknibbelt!" Die kaputten Stellen hatten in der Tat die gleiche Form wie meine Wunden.

Eine unterhaltsame Beschäftigung

Später verselbstständigte sich das Verhalten. Ich kratzte an Mückenstichen, bis sie zu pfenniggroßen Wunden wurden und ich wieder und wieder den Schorf abziehen konnte. Ich hatte viele Mückenstiche, entsprechend vernarbt sind meine Beine. Mindestens zweimal am Tag knibbelte ich sie auf. Das fand ich unterhaltsam: Würde ich es schaffen, den Schorf in einem Stück abzuziehen, ohne dass die Wunde wieder blutete? Eine kleine Herausforderung, eine überschaubare Aufgabe. Ich konnte es kaum erwarten, bis der Schorf wieder fest genug war, um erneut ranzugehen. So blieben die Wunden über Wochen und Monate erhalten.

Ich war in keiner Weise fähig, dieses Verhalten einzudämmen. Das wollte ich auch gar nicht, denn es machte mir Spaß. Mich sprachen öfter Leute an, was das denn für auffällige Wunden an den Beinen seien, und ich sagte: „Mückenstiche. Habe ich aufgekratzt. Ich kann es nicht sein lassen." Wenn Leute angeekelt reagierten, weil sie sahen, dass ich gerade knibbelte oder dass es blutete, war mir das egal. Natürlich blieb irgendwo in meinem Hinterkopf dennoch hängen, dass etwas an mir ekelhaft war.

„Du kriegst keinen Mann ab!"

Je älter ich wurde, desto häufiger seufzte meine Mutter: „Lass doch einfach die Finger davon!" Wenn es besonders schlimm war, mahnte sie: „Wenn du damit nicht aufhörst, kriegst du überall Narben, und dann findest du später keinen Mann, der dich heiratet." Vorangegangen waren einige erfolglose Versuche, mir das Nagelbeißen abzugewöhnen, als Ultima Ratio mit bitter schmeckendem Nagellack. Aber der Geschmack störte mich nicht, ich machte weiter. Meine Mutter war mit ihrem Latein am Ende. Was ihr blieben, waren diese hilflosen Aufforderungen und Warnungen.

Krusten? Lecker!

Meine Beine und Arme waren mit Wunden übersät. Wie viel davon für Mitschülerinnen sichtbar war, ist schwer zu sagen. Wahrscheinlich waren die Wunden deutlich und manchmal auch ekelhaft, weil offen und nässend. Ich schaffte es nicht, mein Verhalten zumindest in der Schule zu stoppen. Es bereitete mir einfach zu viel Vergnügen. Auch, die Krusten zu essen. Ich fand sie lecker und den Akt des Verspeisens irgendwie befriedigend. Gleichzeitig schämte ich mich, aber diese Scham verbannte ich an einen fernen und unbekannten Ort tief in mir. Denn wie sollte ich es ertragen, dass ich wie alle anderen Menschen einen freien Willen habe, dieser Wille aber nicht gegen mein immenses Verlangen ankam? So mussten sich Süchtige fühlen.

Diskrete Klassenkameradinnen

Einmal, ungefähr in der achten Klasse, hatte ich anscheinend beim Knibbeln eine feine Ader im Bein erwischt. Das Blut lief meinen Unterschenkel hinab und ich hatte kein Taschentuch zur Hand, um es aufzufangen. Also nahm ich ein Blatt Papier und ließ das Blut darauf laufen. „Iiih, ist das Blut oder rote Tinte?“, fragte meine Sitznachbarin. Ich war dankbar, dass sie mir direkt eine unverfängliche Antwortmöglichkeit mitgeliefert hatte. „Tinte“, sagte ich. Und sie: „Uuh, wenn das Blut gewesen wäre! Echt eklig!“

Ich war gar nicht so sicher, dass sie mir glaubte. Sie musste doch mitgekriegt haben, dass ich ständig an meiner Haut knibbelte. Fast schien es, als würde meine Hautbearbeitung unter einem magischen Schirm stattfinden, der sie unsichtbar machte. Entweder bemerkten meine Klassenkameradinnen nichts, oder sie wollten nichts bemerken. Ich war froh darüber, denn damit stand meinem Verhalten keine soziale Kontrolle im Weg. Nach der Beinahe-Entdeckung durch meine Sitznachbarin versuchte ich, zumindest immer an Taschentücher zu denken. Ich vergaß sie aber trotzdem meistens, denn Ordnung und Struktur waren (und sind) nicht meine Stärken.

Verschwendete Lebenszeit

Zuerst war ich keine Spiegel-Knibblerin. Doch in der Pubertät bekam ich Akne und fing an, die Pickel und Mitesser auszuquetschen. Dazu nahm ich dann auch einen Spiegel und manchmal auch eine Pinzette zu Hilfe. Die Knibbelepisoden zogen sich täglich über Stunden hin. So viel verschwendete Lebenszeit!

Depression, Magersucht, körperdysmorphe Störung

Meine erste Beziehung endete damit, dass sich mein Freund in ein anderes Mädchen verliebte. Da waren wir gerade mal drei Monate zusammen. Drastischer kann man nicht vorgeführt bekommen, wie ungenügend und problemlos ersetzbar man ist. Depression, Magersucht und ein Suizidversuch folgten. Das Studium und meine 20er verbrachte ich damit, mich aus diesem Loch herauszuarbeiten, auch mithilfe von Therapie. Die Magersucht überwand ich, eine körperdysmorphe Störung blieb: Ich war von Perfektion besessen. Meinen Bauch fand ich zu dick, die Haut an meinen Beinen hässlich (Cellulite). Diese Art der Selbstverdammung war neu und hatte den Effekt, dass ich meinen Hass und Ekel vor allem auf diese Körperstellen konzentrierte – während das Knibbeln unvermindert weiterging. Ich hatte schon zahllose vergebliche Versuche unternommen, mich zu „beherrschen" und aufzuhören (mehr dazu unten). Inzwischen war ich vollkommen überzeugt von meiner Machtlosigkeit.

Ungeschminkt trotz Wunden

Die Wut darüber, dass ich dieses Verhalten nicht loswurde, versteckte ich vor mir. Ich legte mir eine Punk-Attitüde zu: „Hässlich, na und? Scheißegal!" Trotz offener Wunden ging ich ungeschminkt in die Stadt. Ich trug Second-Hand-Schlabberklamotten, die meine Figur verbargen, färbte meine Haare in möglichst unnatürlichen Farben. Denn ich wollte mir ja zeigen, dass ich über diesem oberflächlichen Streben nach konventioneller Schönheit stand. Nur, dass es mich im tiefsten Inneren zerstörte, keinen schlanken Model-Bauch zu haben.

Mir das heute einzugestehen, tut weh. Als gäbe es keine anderen Probleme auf der Welt, würden viele sagen. Menschen mit viel dickeren Bäuchen als meinem liefen unbefangen herum. Sie fühlten sich anscheinend wohl in ihrem Körper, während ich mein Äußeres ständig kontrollierte. Wie sie das schafften, war mir ein Rätsel. Nur Perfektion kann mich unangreifbar machen, dachte ich damals.

Ziellos im Leben

Tatsächlich fühlte ich mich überaus angreifbar, schwach und verletzlich. Ich wusste nicht, was ich mit meinem Leben anfangen sollte. Ich suchte mir Studentenjobs als Putzfrau und Lagerarbeiterin, nichts, das meine speziellen Stärken gefordert hätte. Niemand hatte mir je viel zugetraut, also warum sollte ich mich selbst herausfordern? Eine Ausnahme war das Studium: Die geistige Welt war mein Refugium, ich hatte nur Einsen. Dennoch lautete die besorgte Frage meiner Mutter immer wieder: „Schaffst du das denn auch, Ingrid?" Na ja, eigentlich auch kein Wunder. Sie hatte mich als ruheloses Kind erlebt, und aufgrund meiner Depression war ich eine orientierungslose Langzeitstudentin. Aber ich fasste ihre Fragen als Zweifel an meinen Fähigkeiten auf.

Vorwurf vom Vater

Mein Vater klagte in meiner Kindheit und Jugend mehrmals: „Du bist schön, aber du machst dich hässlich." Eines der wenigen persönlichen Dinge, die er je zu mir gesagt hat. Dass er mich offenbar schön fand, konnte mir nicht das Gefühl vermitteln, dass er mich liebte. Denn die Aussage war direkt mit einem Vorwurf verbunden. Ich glaubte ihm nicht, dass ich schön bin, sondern lernte, stolz auf meine Hässlichkeit zu sein. Die Schönheit, die ich in meinen Augen nicht erreichen konnte, wollte ich mir auch nicht wünschen.

Endlich neue Perspektiven

Ab Mitte/Ende 20 wurde mein Leben besser. Ich wechselte für ein Jahr den Studienort von Osnabrück nach Leipzig. Ich war solo und probierte Dinge, die ich mir vorher niemals zugetraut hatte: in ein Mikrofon sprechen, Beiträge für einen Uni-Radiosender schreiben und sogar selbst schneiden. Siehe da, meine Stimme wurde von anderen als angenehm empfunden! Technik war keine Zauberei! Ich startete ins Berufsleben und lernte eine neue Form von Bestätigung kennen: Erfolg bei der Arbeit. Mich nicht über das Aussehen zu definieren, sondern über meine Tätigkeit, war eine neue Erfahrung. Das gefiel mir, machte mich entspannter und bewies, dass ich doch keine Totalversagerin war.

Es verging noch einige Zeit, bis ich lernte, was Skin Picking überhaupt ist, und es verging noch viel mehr Zeit, bis ich aktiv wurde, um es zu überwinden. Wie das war, habe ich in meinem ersten Buch („In meiner Haut. Leben mit Skin Picking“[2]) detailliert beschrieben.

Knibbelfreie Zeiten

Eine Therapeutin fragte mich einmal, ob es Zeiten gegeben hätte, in denen ich wenig oder gar nicht an meiner Haut knibbelte. Ja, gab es: wenn ich gerade frisch verliebt war oder im Urlaub. Leider hat man nur wenige Wochen Urlaub im Jahr. Und das Gefühl glücklichen Verliebtseins ist noch viel rarer, sagte ich ihr. Es ist wohl kaum künstlich zu erzeugen. Aus eigener Kraft in einen geistigen Zustand zu kommen, der das Skin Picking milderte, schien mir noch nicht einmal denkbar.

---

2 Bäumer, I. & Schubert, B. (2019). In meiner Haut. Leben mit Skin Picking. 3. Auflage. Mabuse-Verlag.

Mehr Sicherheit durch Liebe

Mit Anfang 30 wurde ich zum ersten Mal arbeitslos. Mein Arbeitgeber, ein Verlag, hatte mir gekündigt. Es war die Medienkrise, die auf die Dotcom-Krise von 2000 folgte. Das Arbeitsamt finanzierte mir einen dreimonatigen Kurs „Projektmanagement". Für meine Chancen auf dem Arbeitsmarkt war der Kurs sinnlos. Aber dort lernte ich Ahmet kennen und wenig später auch lieben. Es war das erste Mal, dass ich von einem Mann echte Liebe kennenlernte. Ahmet trug mich auf Händen, und das tat meinem Selbstwertgefühl sehr gut. Ich gewann an Sicherheit auch im öffentlichen Auftreten.

Nach langen Jahren als Einzelkämpferin wieder einen Mann an meiner Seite zu haben, hielt mich zwar leider nicht dauerhaft vom Skin Picking ab. Aber Ahmet reagierte auf eine Art, die ich verstehen konnte. Während ich von Männern bisher nur Ignoranz erlebt hatte, sage er: „Es tut mir weh, wenn ich sehe, wie du dich selbst verletzt." Er nahm mich in den Arm, wenn er sah, dass ich wieder an meiner Haut zugange war. Für ihn bemühte ich mich, nicht mehr zu knibbeln. Das klappte zwar nicht, aber ich lernte, dass mein Verhalten anscheinend doch nicht so unsichtbar war, wie ich mir das immer eingeredet hatte. Es machte etwas mit denen, die es wahrnahmen.

Offenheit wider Willen

Auf Ahmet ist auch ein anderes Aha-Erlebnis zurückzuführen. Einmal war ein befreundetes Paar – sein Arbeitskollege und dessen Frau – zu Besuch bei uns. Wir unterhielten uns und tranken Rotwein. Ich weiß nicht mehr, wie wir genau darauf zu sprechen kamen, wahrscheinlich sprachen wir über Krankheiten. Plötzlich sagte Ahmet: „Ingrid hat ja auch mit einem Problem zu kämpfen, das mit ihrer Haut zu tun hat. Sie wusste gar nicht, was das ist, aber sie hat recherchiert und herausgefunden, dass das Skin Picking heißt. Ingrid, magst du noch mal erzählen?" Ich war überrumpelt und erzählte tatsächlich alles. Niemals hätte ich das von selbst getan. Wie wahrscheinlich bei den meisten Skin Pickern war meine Angst groß, dass irgendjemand von meiner „Sucht" erfahren würde. Aber Ahmet hatte anscheinend beschlossen, den beiden zu vertrauen. Ich war in dem Moment verwirrt und auch sauer auf ihn, weil er mein Geheimnis preisgegeben hatte. Aber wie sich herausstellte, lag er mit seiner Einschätzung richtig: Die beiden reagierten verständnisvoll. Die Frau fasste Vertrauen und erzählte von ihrem eigenen Problem: Hyperhidrose, also übermäßige Schweißbildung.

„Wenn du dich traust und anderen gegenüber öffnest, öffnen sie sich auch dir gegenüber", sagte Ahmet später. Natürlich ist das nicht immer so, und man muss aufpassen, wem man was erzählt. Aber dieses Gespräch zeigte mir schon ansatzweise, wie Selbsthilfe funktioniert.

Probieren geht über Studieren

Ich habe so vieles versucht und wieder aufgegeben, dass ich bald ein schlechtes Gewissen bekam: „Die Prinzessin ist wohl wählerisch", höhnte eine Stimme in meinem Kopf, die verdächtig nach meinem strengen Vater klang, der im Leben selten eine Wahl gehabt hatte. Wir heute aber haben die Wahl, wie wir uns zu uns selbst stellen. Deshalb sage ich heute: Lass dir kein schlechtes Gewissen einreden! Wenn etwas nicht funktioniert, ist das eben so. Versuche etwas Neues, folge deinem Gefühl! Es gibt noch so viele andere Dinge da draußen. Etwas wird für dich das Richtige sein.

Hier deshalb zunächst einiges, das für mich nicht funktioniert hat. Aber vielleicht hilft es dir!

- Chinesische Meditationskugeln, glatte Steine und andere Handschmeichler: Früher oder später – meistens früher – musste ich sie aus der Hand legen, um etwas zu erledigen. Und dann ging das Knibbeln wieder los, die Handschmeichler waren vergessen.

- Mich auf die Hände setzen, damit ich nicht an die Haut gehen kann: Auf den Händen zu sitzen war kein angenehmes Gefühl, nach ein paar Minuten schmerzten die Beine und die Handflächen. Überhaupt: Wie soll man so irgendetwas erledigt kriegen?
- Meine Hände, Beine oder mein Gesicht liebevoll streicheln, statt sie zu verwüsten: Ich hatte damals leider noch keine Liebe für mich.
- Mit einem Gummiband gegen mein Handgelenk schnalzen, wenn ich mich beim Knibbeln erwische, um mich mit einem starken Reiz aus der Knibbeltrance zu holen: guter Versuch, aber wirkte nicht.
- Die „Klopfmethode" (EFT): Ich fand es angenehm, mir auf die Meridianpunkte zu klopfen. Aber dass man sich dabei affirmative Sätze sagen sollte wie beispielsweise „Ich liebe mich so, wie ich bin" schwierig! Inzwischen könnte ich das wahrscheinlich. Ich habe die Methode damals auf eigene Faust ausprobiert, ohne therapeutische Begleitung, nur mit einem Ratgeber. Wenn du es probieren willst, empfehle ich dir, dazu therapeutische Begleitung zu suchen, zumindest zwei oder drei Sitzungen.
- Baumwollhandschuhe anziehen: In den Mistdingern schwitzten meine Hände sofort. Mit Handschuhen an den Fingern bei Raumtemperatur fühlte ich mich sehr unwohl, deshalb zog ich sie sofort wieder aus. Aber auch hier: Dir kann es helfen, probiere es aus. Gerade im Winter sind solche Handschuhe vielleicht recht angenehm.
- Habit Reversal Training (HRT): Dass es bei mir nicht klappte, führe ich allerdings weniger auf den HRT-Ansatz selbst zurück, sondern auf die schlechte Anleitung, mit der ich es versuchte, wieder ohne therapeutische Begleitung. Eine richtig gute Anleitung gibt es im Rahmen des kostenlosen Online-Selbsthilfeprogramms auf www.knibbelstopp.de.
- Meine Fingernägel sehr kurz schneiden, um nicht mehr knibbeln zu können: Es geht trotzdem. Wo ein Wille ist, ist leider auch ein Weg.

- Gut gemeinte Aufforderungen von Freund:innen, mich selbst einfach so zu lieben, wie ich bin: im Ernst? Ich soll mich lieben, mit Knibbeln und allem – um über das Knibbeln hinwegzukommen? Wie heuchlerisch ist das denn bitte?
- Autogenes Training, um mich zu entspannen und keinen inneren Druck mehr zu spüren: Ist nicht mein Fall. Ich muss mich bewegen, um Druck abzubauen. Aber dir kann es helfen.
- Zahlreiche Versuche, von einem Tag auf den anderen mit dem Skin Picking aufzuhören: das Patentrezept für Verzweiflung.
- Gesichtsreinigungsmittel und AHA-Creme: Davon brannte meine ohnehin schon vom Knibbeln gereizte Haut nur noch mehr.
- Ernährungsumstellungen, um die Neubildung von Pickeln zu reduzieren: Bei mir hängen (bzw. hingen) Hautunreinheiten mit dem Monatszyklus zusammen, nicht mit der Ernährung. Das kann bei dir völlig anders sein – am besten testen!
- Ironischerweise half eine spezielle Antibabypille, die angeblich auch das Hautbild verbessern sollte, ebenso wenig. Wie sollte sie auch, wenn ich an jeder vorhandenen oder nicht vorhandenen Hautunreinheit herumquetschte? Als ich die Pille absetzte, wurde meine Haut immerhin nicht schlimmer. Und ich gewann mehr Lebensfreude. Die Pille hatte erheblichen Anteil an meiner depressiven Stimmung, wie ich im Nachhinein herausfand.
- Knibbeltrigger identifizieren: Es waren zu viele. Ich knibbelte, wenn ich glücklich war und wenn ich verletzt war, wenn mir langweilig war und wenn ich Stress hatte, wenn ich Dinge vor mir herschob und wenn ich sie geschafft hatte. Welchen Sinn hatte es da, nach Triggern zu suchen?
- Am fatalsten: die Versuche, „einfach die Finger davonzulassen". Die funktionierten jeweils nur fünf bis zehn Minuten. Der Impuls war jedes Mal stärker. Ich verlor unzählige Kämpfe. Was mich jeden Tag aufs Neue davon überzeugte, dass ich schwach, undiszipliniert und eine Verliererin bin.

Das hat mir geholfen

- Herpes-Patches, die ich morgens auf meine schlimmsten Gesichtswunden kleben konnte, wenn sie trocken waren. Auch heute nutze ich die Patches ab und zu noch, wenn ich doch mal im Gesicht zugange war. Das kleine, transluzente Rundpflaster hält mich dann davon ab, mit den Fingern an die Wunde zu gehen. Es ermöglicht Heilung und verbirgt die Wunde ein wenig. Weil diese Pflaster verdammt teuer sind (jedenfalls die richtig guten), rühre ich sie nicht an, wenn sie einmal im Gesicht kleben.
- Als Hautpflege: Mizellenwasser auf ein Pad, Haut abtupfen bzw. an schuppigen Stellen abreiben, danach eine leichte Tagespflege verwenden. Mehr nicht.
- Wenn die Wunden schlimm waren: Ein Gel mit einem Antibiotikum zum Abheilen. Aber nur in Ausnahmefällen, denn Antibiotika sollten nicht dauerhaft verwendet werden.
- Sport, um meinen Bewegungsdrang zu befriedigen.
- Ein Haarband um das Handgelenk tragen und es immer griffbereit haben, sobald der Drang zum Knibbeln kommt (besonders in Gesprächssituationen hilfreich): Ich konnte (und kann) unauffällig mit dem Haarband herumspielen.
- Eigene Skin-Picking-Protokolle: Darin erfasste ich, wann die Knibbelattacken kamen, wie lange sie dauerten und welches Ausmaß sie hatten. Stichpunktartig schrieb ich hinzu, welche Gedanken und Gefühle diese Knibbelanfälle begleiteten. Im Rahmen einer Therapie führte ich rund zwei Wochen Protokoll. Dadurch wurde klar, dass es Muster gab, die sich bei mir ständig wiederholten: Ich knibbelte morgens ein wenig vor dem Badezimmerspiegel, aber noch mehr vormittags im Büro, und am meisten abends, wenn ich nach Hause kam. Knibbelmuster zu kennen war für mich der erste Schritt, um ihnen entgegenzutreten. Blanko-Seiten zum Herunterladen gibt es auf www.skin-picking.de. Wer lieber mit Apps auf

dem Smartphone arbeitet, findet eine große Auswahl von Tagebuch-Apps online, auch spezialisierte wie „SkinPick“ (auf Englisch).

Hat Therapie geholfen?

Ich habe eine analytische Therapie und mehrere Verhaltenstherapien absolviert. Sie haben mir geholfen, mehr Selbstwertgefühl zu gewinnen, vor allem die analytische Therapie. Doch gegen das Skin Picking war keine von ihnen mächtig genug. Aus zwei Gründen: Erstens war ich nach zig erfolglosen Versuchen selbst vollkommen überzeugt, dass ich es sowieso niemals schaffen würde, vom Skin Picking loszukommen. Also versuchte ich es gar nicht erst. Und zweitens gab es zu der Zeit – und gibt es immer noch – viel zu wenige anerkannte, wirksame und überprüfte Therapiemethoden für die Behandlung von Skin Picking.

Sehr wohl aber haben die Therapien mich in die Lage versetzt, selbst aktiv zu werden und auf indirektem Weg Frieden mit meiner Haut zu finden. Und das ist, glaube ich, das Beste, was eine Therapie erreichen kann. Mittlerweile liebe ich Umwege.

Eine Therapeutin fragte mich, als sie ihren therapeutischen Werkzeugkasten erfolglos mit mir durchgegangen war: „Warum besuchen Sie nicht mal eine Selbsthilfegruppe?“ Ich recherchierte und fand heraus, dass es keine Selbsthilfegruppe für Skin Picking gab. Prima: Dann muss ich es gar nicht erst versuchen! Würde sowieso nicht klappen. Doch der Gedanke ließ mich nicht los und führte letztlich dazu, dass ich die erste Selbsthilfegruppe für Skin Picking im deutschsprachigen Raum gründete.[3]

3 Wie das genau ablief, bis ich zur Selbsthilfe kam, beschreibe ich ausführlich in meinem ersten Buch „In meiner Haut. Leben mit Skin Picking“.

Versuche mit Psychopharmaka

Ich kann es heute nicht mehr ganz genau sagen, aber es ist möglich, dass Antidepressiva zum Rückgang meines Knibbelns beigetragen haben. Hätte meine Neurologin mich besser in den Umgang mit Psychopharmaka eingeführt, könnte ich heute wohl mit mehr Sicherheit bestimmen, ob die Medikamente Anteil am Heilerfolg hatten. Sie hat mir zwar erklärt, dass man die Mittel, die ich nahm, langsam ein- und ausschleichen muss, aber darüber hinausgehende Informationen fehlten weitgehend. Sie hätte mir empfehlen sollen, bestimmte Dinge schriftlich festzuhalten, zum Beispiel Veränderungen im Knibbelverhalten, im Befinden und mögliche Nebenwirkungen – zumindest protokollartig, um hinterher rekonstruieren zu können, ob und wie die Tabletten wirkten. Wenn sie ihre Verschreibungen regelmäßig mit Fragebogen abgesichert hätte, etwa jedes Vierteljahr, hätte man einen Vorher-Nachher-Effekt feststellen können. Mit dem Wissen um solche Methoden hätte ich mich auch eher wie eine mündige Patientin gefühlt und nicht wie ein hilfloses Etwas, das man mit Tabletten behandelt.

Auf Verordnung der Ärztin probierte ich verschiedene selektive Serotonin-Wiederaufnahmehemmer (SSRI) wie Fluoxetin, Sertralin und Venlafaxin, die gegen Depressionen und auch gegen Zwangsstörungen helfen sollten. Die Tabletten dämpften vor allem meine Stimmungen – negative wie positive. Das Mittel, das ich zuletzt einnahm, war am stärksten. Es hatte auch starke Nebenwirkungen, vor allem häufige Schwindelanfälle. Ich setzte es nach einigen Monaten ab und nahm von da an keine Psychopharmaka mehr. Plötzlich hatte ich wieder mehr Freude am Leben, aber auch Verletzungen trafen mich ungedämpft.

Meine Versuche mit Psychopharmaka dauerten insgesamt mehrere Jahre, und sie überschnitten sich mit dem Beginn der Selbsthilfegruppe. Daher kann ich heute nicht genau auseinanderhalten, ob das Nachlassen des Knibbelns mit den Tabletten oder mit der Selbsthilfe zu tun hatte. Vielleicht mit beidem.

Was gewirkt hat: Selbsthilfe

Unsere Selbsthilfegruppe startete als Zusammenkunft von drei Frauen in einem Kölner Café. „Bist du geheilt?", war die erste Frage an mich als Organisatorin. „Nein", antwortete ich, „aber wir können uns gegenseitig helfen." Und so starteten wir. Allein schon durch die Gegenwart der anderen wusste jede von uns: Ich bin nicht die einzige Irre, die ihre Haut verwüstet. Wie sich schnell herausstellte, waren die anderen beiden Frauen sehr nett, und wir konnten über alles miteinander reden. Sogar lachen! Über Skin Picking! Das waren die besten Momente.

Die Gruppe wuchs, und da ich den Ehrgeiz entwickelte, ein öffentliches Bewusstsein für Skin Picking zu schaffen, wuchsen auch die organisatorischen Herausforderungen. Ich entwickelte eine Facebook-Seite, kreierte eine Website und schrieb regelmäßig Newsletter. Außerdem richtete ich ein Gruppenkonto ein und beantragte Unterstützung bei der Kölner Selbsthilfe-Kontaktstelle. Wir hatten uns einige Monate in meinem Wohnzimmer getroffen, doch mit der Zeit wurde die Gruppe dafür zu groß. Ich suchte und fand einen kostenlosen Raum für die Treffs und hatte die Verantwortung für den Schlüssel. Verwaltungs- und Organisationsarbeit zählt eigentlich nicht zu meinen Stärken (Stichwort ADHS), aber weil es um mein Herzensthema ging, nahm ich sogar die Beantragung finanzieller Hilfen bei Krankenkassen auf mich.

Die Herausforderung angenommen

Ich hatte Angst vor dem Papierkram und wusste, dass es anderen Leuten sicherlich leichter fallen würde als mir, solche Formalien zu erledigen. Aber es waren zu Beginn nun mal keine anderen da, die sich dazu bereit erklärt hätten. Wenn ich die Sache voranbringen wollte, musste ich mich eben durchkämpfen. Zum Glück war es gar nicht so schwer. Und später halfen mir engagierte Gruppenmitglieder.

Die Mühe wurde belohnt: Die Krankenkassen übernahmen viele Kosten wie beispielsweise für das Website-Hosting und für Porto. Wir konnten einen Selbsthilfegruppen-Flyer layouten und drucken lassen. Die Kassen finanzierten den Großteil der Workshops, die ich organisierte, beispielsweise zum Thema Resilienz oder Steigerung des Selbstwertgefühls. Ich lernte, dass ich etwas für mich und andere erreichen konnte und dass mein Handeln positive Effekte für mich und für andere hatte.

Endlich ließ der Drang nach

Diese Erfahrung, davon bin ich überzeugt, war letztlich der Grund für das Zurückgehen meines Skin Pickings. Der Drang ließ nach, ohne dass ich mich disziplinieren musste. Ich brauchte das Knibbeln nicht mehr. Immer weniger Zeit verbrachte ich mit der Bearbeitung meiner Haut und bemerkte manchmal, dass meine Wunden kleiner wurden. Hatte ich in schlimmen Zeiten etwa 25 Wunden im Gesicht gehabt, so waren es zu der Zeit nur noch fünf. Und diese verbliebenen riss ich nicht mehr so unnachsichtig auf wie früher.

Irgendwann kam der Moment, an dem ich nur noch eine einzige offene Wunde am ganzen Körper hatte. Sie befand sich am Hals, versteckt unter Haaren. Von dieser einen Wunde konnte ich (noch) nicht lassen. Ich hielt sie monatelang offen. Doch die anderen Narben begannen zu verblassen. Da ich meinem Erfolg nicht über den Weg traute, konnte ich ihn nicht feiern und merkte mir auch nicht das Datum. Es muss ungefähr im Jahr 2015 gewesen sein, ich war 44 Jahre alt. Nicht viel später war meine Haut völlig intakt. Welch ein überwältigendes Gefühl von Freiheit!

Skin Picking darf sein – als Indikator

Natürlich kann ich nicht behaupten, ganz frei von Skin Picking zu sein. Das Bearbeiten meiner eigenen Haut ist ein Bewältigungsschema, das ich früh entwickelt habe, um mit starken Emotionen umzugehen. Im Lauf der Zeit habe ich herausgefunden: Was mich triggert, sind vor allem Zeitdruck, Leistungsdruck, Versagensängste, Streitgespräche und Personen, die mich dominieren wollen. Große Teile meines Lebens waren von Druck in allen möglichen Formen beherrscht. Druck, den ich gelernt hatte, mir selbst zu machen. Darum bemerkte ich ihn gar nicht, und es schien mir, als würde ich sowieso immer knibbeln. Die Abwesenheit von Druck lernte ich erst später kennen.

Gelernt zu reagieren

Wenn ich heute merke, dass ich verstärkt knibble – inzwischen vor allem an den Fingerkuppen –, trete ich einen Schritt zurück und schaue, was mich gerade wieder unter Druck setzt. Meistens ist der Grund schnell gefunden. Das heißt nicht, dass mit dem Identifizieren des Grunds das Knibbeln sofort nachlässt. Aber ich kann reagieren. Zum Beispiel kann ich eine belastende Streit-Situation verlassen. Zurzeit setzt mich die Aufgabe unter Druck, dieses Buch hier zum Termin fertig zu schreiben. Ich versuche, nicht zu prokrastinieren (wie früher), sondern die Aufgabe anzugehen. Ich unterteile sie in kleine Unteraufgaben und lege den Ablauf fest. Das Druckgefühl lässt nach, wenn eine Aufgabe nicht mehr wie ein riesiger, amorpher Berg vor mir liegt. Hat lange gedauert, bis ich ADHS-Kind das gelernt habe. Ich muss mir ganz besonders oft eine Abfolge, also einen Zeitplan und eine Struktur, vor Augen halten, um sie zu verinnerlichen.

Keine Selbstvorwürfe mehr

Grundsätzlich mache ich mir keine Vorwürfe mehr, wenn ich merke, dass ich wieder mehr knibble als sonst. Das würde nur den Druck unnötig erhöhen. Ich verzeihe mir, dass ich nicht perfekt bin und dass ich das Knibbeln in dem Moment offenbar brauche, um klarzukommen. Ich bin optimistischer geworden und vertraue darauf, dass der Drang schon wieder nachlassen wird – was er bisher auch immer getan hat.

Meine Empfehlungen

Es gibt kein Patentrezept für Heilung. Suche nach dem, was für dich das Richtige ist! Für mich war das: eine Selbsthilfegruppe gründen und mich darin engagieren. Selbsthilfe hat bei mir dazu geführt, dass ich heute so gut wie frei von Skin Picking bin. Deshalb kann ich dir Selbsthilfe definitiv empfehlen. In diesem Buch findest du dazu einige Tipps. Wenn du Selbsthilfe noch nicht kennst, empfehle ich dir besonders das Kapitel „Selbsthilfe: Fragen und Antworten“ in Teil C des Buches. Wenn du die Angst überwunden hast und zu einem Treffen gehst, wirst du merken, dass der Austausch mit anderen dich stärkt und bereichert. Viele berichten nach den ersten Treffen von einer deutlichen Verbesserung ihres Hautbildes. Manche sagen auch, dass es am Anfang zunächst schlimmer wurde, bevor eine Verbesserung kam. Lass dich davon nicht verunsichern, und bleib dran!

Meine zweite Empfehlung: Lerne Methoden der Selbsthilfe und Therapie kennen. Selbsthilfe ist nicht nur der Austausch mit anderen Betroffenen bei Gruppentreffen. Es gibt auch Werkzeuge, die du dir aneignen kannst, um dich selbst besser kennenzulernen. Erwähnt habe ich die Selbstbeobachtungsprotokolle und das Habit Reversal Training, aber auch die Möglichkeit, die Wirkung von Psychopharmaka zu kontrollieren, etwa anhand von Tagebucheinträgen oder Fragebögen.

Darüber hinaus gibt es noch eine Menge anderer Methoden zu entdecken, die dir helfen werden, die Herkulesaufgabe des Aufhörens Schritt für Schritt in den Griff zu kriegen.

Drittens: Nicht immer führt der direkte Weg zum Ziel. Keine Therapie hat mich direkt vom Skin Picking befreit. Sie haben die Grundlage dafür geschaffen. Erst die Arbeit für die Selbsthilfegruppe, die neben den Gruppentreffen auch völlig therapiefremde Dinge wie Verwaltungskram beinhaltete, führte zum Ziel. Ist das, was du willst, wirklich das, was du willst? Gesangsunterricht half mir nicht, meine Stimme zu finden. Aber Yoga und Schlagzeug spielen. Aber das ist eine andere Geschichte Folge öfter dem Lustprinzip!

Viertens: Sei nachsichtig mit dir. Auch wenn Skin Picking sich wie eine Sucht anfühlt: Radikal-Entzug, wie etwa bei Alkohol oder Heroin, funktioniert nicht. Du vermisst ja keine körperfremde Rauschsubstanz. Die Suchtmittel hast du vielmehr stets bei dir: Es sind deine eigenen Hände, die das Verhalten auf deiner Haut ausführen. Kaum lässt du sie einen Moment unbeobachtet, fangen sie schon wieder an – wie von ganz allein. Der zweite Grund, warum Enthaltsamkeit nicht funktioniert: Skin Picking ist nur ein auf die Spitze getriebenes, natürliches Verhalten, das uns in den Genen steckt. Unsere nahen Verwandten, die Affen, zelebrieren dieses Grooming-Verhalten täglich ausgiebig. Sie durchstreifen mit den Fingern das Fell ihrer Artgenossen, um Läuse herauszupicken – Skin Picking auf der Suche nach Unreinheiten anderer Art, die entfernt werden müssen. Übrigens essen Affen die Läuse, die sie finden, einfach auf. So wie Skin Picker die Krusten. Was wir machen, ist also im Grunde ganz natürlich. Nur ist das Verhalten etwas entgleist. Der Ansatz, etwas wieder in normale Bahnen zu lenken, ist aber ein ganz anderer (und sehr viel einfacher), als sich etwas völlig zu verbieten.

Eine Resilienz-Trainerin gab mir einmal diese Sätze radikaler Akzeptanz. Sie bedeuten mir viel, da sie mir großen Druck nahmen:

„Ich verletze meine Haut und füge ihr Schaden zu. Ich akzeptiere, dass es so ist. Ich akzeptiere auch, dass ich momentan noch nicht die Kraft habe, mich von diesem Verhalten zu befreien."

Rückfälle sind in Ordnung. Sie gehören dazu. Gib nur nie auf, und glaube daran, dass du es schaffen wirst! Wenn ich das kann, kannst du es auch.

Kommentar von Christina Gallinat

Ingrids Geschichte erzählt uns von einer mutigen Reise. Einer Reise, auf der sie immer wieder selbst über sich hinausgewachsen ist und nach und nach ihre eigenen Stärken und ihren eigenen Weg mit Skin Picking gefunden hat.

Menschen, die unter Skin Picking leiden, sehen sich selbst oft als willensschwach und undiszipliniert an, weil sie das Verhalten nicht einfach einstellen können. Aber Ingrids Weg ist der beste Beweis dafür, dass Skin Picking nicht das Allergeringste über die Stärke eines Menschen aussagt. Aufgrund ihrer Hyperaktivität und des Skin Pickings wurde Ingrid früher von ihrer Familie nicht viel zugetraut, und auch sie selbst unterschätzte ihre Fähigkeiten. Tiefe Scham, Selbstekel, der Kampf mit dem eigenen Körper und ein unkontrollierbarer Drang zu einem Verhalten, das sich zwar zeitweise gut anfühlt, aber dennoch zerstörerisch ist – all das macht es einem Menschen unglaublich schwer, ein gesundes Selbstwertgefühl aufzubauen. Es war ein weiter Weg, den Ingrid gegangen ist.

Eine lange Zeit war Ingrids Alltag stark vom Skin Picking bestimmt. In dieser Zeit machte sie immer und immer wieder die Erfahrung, keine Kontrolle zu haben, machtlos gegen den Drang zu sein. Gleichzeitig machte ihr das Verhalten auch Spaß und es faszinierte sie. Eine große Rolle spielte dabei ebenfalls das Zerbeißen und Herunterschlucken von Krusten, die sie von der Haut abgekratzt hatte.

Ein solches Essen von Hautstückchen nennt sich Dermatophagie und kommt sehr häufig in Zusammenhang mit Skin Picking oder Nägelkauen vor. Bei Letzterem wird oft die Haut um die Nägel herum abgebissen und anschließend geschluckt. Dermatophagie ist oft mit noch mehr Scham verbunden als das bloße Skin Picking. Oft ekeln sich Betroffene wegen des Verhaltens vor sich selbst und nehmen sich als seltsam und abartig wahr. Selbst im Austausch mit anderen Betroffenen bleibt hier oft eine gewisse Scham und Tabuisierung bestehen. In diesem Zusammenhang kann es sehr entlastend sein, sich bewusst zu machen, dass auch das Essen der Krusten eine gewisse Funktion hat. Wie beim eigentlichen Skin Picking sorgt auch das Kauen für eine gewisse Stimulation – in diesem Fall über die empfindlichen Sinneszellen der Lippen und der Zunge. Ebenso verhält es sich mit dem Abkauen der Nägel und der Haut rundherum. Nicht umsonst treten Skin Picking und andere körperbezogene repetitive Verhaltensweisen (auch BFRBs genannt[4]) sehr häufig zusammen auf. In Ingrids Fall zeigte sich sowohl im Nagelbeißen und dem Essen von Krusten wie auch in der Ersatzhandlung, auf dem Füller zu kauen, wie wichtig die Stimulation über den Mund für sie war.

Ein großer Wendepunkt ergab sich für Ingrid, als sie ihren Wohnort wechselte, sich neuen Herausforderungen stellte und diese erfolgreich bewältigen konnte. So entdeckte sie über ihre Arbeit Stärken an sich, die sie sich selbst vorher nicht zugetraut hatte, und fand einen Weg, sich jenseits ihres Aussehens zu definieren. Erstmals nahm sie richtig deutlich wahr, dass sie keine – in ihren Worten – „Totalversagerin“

4 Wie bereits eingangs erläutert, steht BFRBs für „Body-focused repetitive behaviors“. Zu diesen körperbezogenen repetitiven Verhaltensweisen zählen Skin Picking, Trichotillomanie, Nägelkauen, Nagelhautreißen/-beißen und einige mehr.

und mehr als ihr Aussehen war. Sie begann langsam zu entdecken, welche Stärken in ihr lagen. Im Laufe der Jahre hat Ingrid sich vielen neuen Herausforderungen gestellt, die ihr immer wieder positive Erfahrungen ermöglicht haben. Die wichtigste Erfahrung stellt wohl die Gründung und Organisation der ersten Skin-Picking-Selbsthilfegruppe dar – trotz aller Ängste und Zweifel. Diese Erfahrung bewies ihr sehr deutlich, dass sie über sich hinauswachsen konnte. Mehr noch: Sie konnte auch für andere etwas Positives bewirken. In diesem Erlebnis lag für Ingrid der Schlüssel, das Skin Picking mehr und mehr gehen zu lassen. Denn mit all ihrem Engagement und den neu gemeisterten Herausforderungen festigten sich Ingrids Selbstwert und auch ihre Selbstwirksamkeit. Sie erkannte, dass sie trotz ihres Skin Pickings selbst aktiv werden und ihr Leben gestalten kann.

Mit „Selbstwirksamkeit" wird in der Psychologie das Vertrauen in die eigenen Fähigkeiten bezeichnet. Insbesondere ist damit gemeint, inwieweit eine Person davon überzeugt ist, dass sie mit ihrem eigenen Handeln auch herausfordernde Situationen erfolgreich bewältigen kann.

Heute betrachtet Ingrid ihr Skin Picking mit anderen Augen. Vor allen Dingen hat sie sich davon verabschiedet, sich selbst Vorwürfe zu machen, und verzeiht sich stattdessen, wenn sie ihre Haut bearbeitet. Diese liebevolle Art im Umgang mit scheinbaren Rückfällen ist ein wichtiger und notwendiger Schritt auf dem Weg zur Heilung. Betroffene versuchen oft, das Skin Picking mit reiner Willenskraft zu überwinden, und nehmen sich unzählige Male vor, es von nun an vollständig zu lassen. Oft werden dann die Tage ohne Skin Picking gezählt – doch je größer die Erwartungen an die eigene Willenskraft, desto herber ist auch die Enttäuschung, wenn man die eigenen Erwartungen nicht erfüllen kann.

Skin Picking hat nichts mit Schwäche oder Undiszipliniertheit zu tun, und es ist nichts, zu dessen Überwindung es nur genügend Motivation braucht. Das absolute und viel zu große Ziel, die Haut gar nicht mehr zu bearbeiten, baut extremen Druck auf und ist gleichzeitig mit einer hundertprozentigen Wahrscheinlichkeit zum Scheitern verdammt. Denn Körper und Psyche haben sich meist über viele Jahre an das Verhalten gewöhnt, so sehr, dass es auch ganz unbewusst auftreten kann. So etwas lässt sich nicht einfach von heute auf morgen ausschalten. Man sollte sich daher darauf einstellen, dass das Verhalten immer mal wieder auftreten wird und es selbst nach längeren Zeiten der Abstinenz wiederkommen kann. In diesen Situationen ist Ingrids Ratschlag, nachsichtig mit sich selbst zu sein, die beste Regel.

Wenn es zu einem Rückfall oder Ausrutscher kommt, bedeutet das nicht, dass alle vorherigen Erfolge nichts wert waren und sich nichts verändert hat. In vielen Fällen bedeutet es stattdessen einfach, dass es gerade etwas zu bewältigen gibt, was die übrigen Regulationsmöglichkeiten übersteigt – oder dass sich gerade wichtige Bedürfnisse Gehör verschaffen wollen. Rückfälle brauchen keine Selbstvorwürfe. Diese Strenge macht es nur schlimmer. Das Beste, was man in diesen Situationen tun kann, ist, sich liebevoll zu fragen, was man gerade braucht und wie man sich selbst gut unterstützen kann. Dazu kann es auch hilfreich sein, sich zu fragen, was man einer geliebten Person in dieser Situation sagen würde, um sie zu trösten.

Wichtig ist ebenfalls, sich bewusst zu machen, dass das reine Skin-Picking-Verhalten nicht der einzige Gradmesser für Heilung ist. Auf diesem Weg zählt jeder kleinste Schritt – egal, ob das ein erstes Mal Rausgehen ohne Make-up, eine einzelne verhinderte „Spiegel-Session" oder ein offenes Gespräch mit anderen Betroffenen ist, nach dem man sich weniger allein fühlt. Für jeden noch so kleinen Schritt darf man sich auf die Schulter klopfen! Denn der Weg ist schwer; aber die

Geschichten in diesem Buch beweisen, dass Heilung möglich ist. Besonders Ingrids Geschichte zeigt, wie individuell diese Reise aussehen kann und dass auch viele verworrene Wege und auch manche Sackgassen dazugehören. Doch letztlich geht es darum, seinen eigenen, ganz persönlichen Weg zu finden.

2. Katharina* (28): Stolz darauf, was ich geschafft habe

Ich würde sagen, dass ich etwa zu 70 bis 90 Prozent von Skin Picking geheilt bin. Angefangen hat es bei mir mit ungefähr 13 Jahren. Damals gab es Schwierigkeiten in der Schule, und ich habe mich sehr unwohl dort gefühlt. Da ich ruhig und zurückhaltend war, fühlte ich mich unbeliebt und so, als würde ich nicht richtig dazugehören. In der Zeit habe ich angefangen, mir sehr viele Gedanken um mein Aussehen zu machen und mich mit den anderen in meiner Klasse zu vergleichen. Ich dachte, ich kann nur richtig gemocht und von den anderen angenommen werden, wenn ich hübsch genug bin. Deshalb war es für mich auch sehr wichtig, eine perfekte Haut zu haben, und da haben Pickel natürlich gestört. Ich habe angefangen, sie auszudrücken – in der Hoffnung, dass sie dann schneller verschwinden.

Kaum auf die Arbeit getraut

Sehr lange dachte ich, dass es gar nichts Unnormales ist, so viel an der Haut zu knibbeln. Am Anfang hat man die Auswirkungen des Skin Pickings meist auch nicht stark gesehen, oder ich konnte alles gut überschminken. Ich habe mich immer nur geärgert, dass ich so viele Pickel hatte und mich umso mehr schminken musste. Durch das Skin Picking habe ich mich immer unattraktiver gefühlt. Das Aussehen nach dem Skin Picking hat mich sehr belastet, an manchen Tagen habe ich mich kaum in die Schule oder auf die Arbeit getraut. Wenn ich dann da war, habe ich mich die ganze Zeit geschämt, wenn mich jemand angeschaut hat, und bin den Blicken immer ausgewichen oder habe nach unten geschaut. Später habe ich häufiger abends Verabredungen abgesagt und Ausreden erfunden, warum ich nicht mit weggehen kann. Im Sommer bin ich fast nie mit zum Schwimmen gegangen, da mir meine verletzte Haut so unangenehm war. Ich konnte nicht einmal spontan aus dem Haus gehen, da ich mich immer erst eine Weile schminken musste.

Von anderen Problemen ablenken

Skin Picking hat mich immer entspannt, und während ich knibbelte, habe ich mich von anderen Problemen ablenken können, oder ich konnte es gut nutzen, um unangenehme Aufgaben vor mir herzuschieben. Ich hatte Spaß daran, möglichst viele Pickel auszudrücken. Irgendwann ist Skin Picking zu einer Gewohnheit geworden, ich habe es automatisch gemacht, wenn ich abends im Bad vor dem Spiegel stand. Sobald ich einen Pickel gesehen habe, musste ich ihn direkt ausdrücken. Ich war teilweise drei bis vier Stunden abends im Bad mit Skin Picking beschäftigt. Ich war danach oft erschrocken darüber, wie viel Zeit ich damit verbracht hatte. Ich habe mir dann immer wieder fest vorgenommen, damit aufzuhören. Jedes Mal, wenn ich es nicht schaffte, habe ich mich schlecht und hilflos gefühlt.

Verschlimmerung im Studium, Erleichterung im Urlaub

Richtig stark wurde es bei mir während meines Studiums. Ich war in dieser Zeit ständig angespannt und hatte das Gefühl, nie alle meine anfallenden Aufgaben erledigt zu bekommen. Ich war innerlich total unruhig und habe mich immer getrieben gefühlt. Je mehr Druck ich mir gemacht habe, umso heftiger wurde auch das Skin Picking. Es gab aber zwischendurch auch immer mal Phasen, in denen es eine Zeitlang besser wurde. Dies war meist während Urlauben. Dort habe ich sehr wenig an meiner Haut herumgedrückt und geknibbelt, und Skin Picking hat kaum eine Rolle für mich gespielt. Es war sogar so gut, dass ich mich getraut habe, fast ungeschminkt herumzulaufen.

Angst vor Zurückweisung

Freunde und Familie habe ich nie eingeweiht. Ich traute mich nicht, mit ihnen darüber zu sprechen, da ich Angst hatte, dass sich meine Freunde von mir abwenden könnten. Zudem hatte ich die Befürchtung, dass meine Familie mir Vorwürfe gemacht hätte, warum ich es denn nicht einfach in den Griff bekomme, damit aufzuhören. Bisher hatte ich auch keine längere Beziehung, da ich einen Partner immer auf Distanz gehalten und nicht näher an mich herangelassen habe, weil ich mich sehr für das Skin Picking geschämt habe.

Außer Kontrolle

Bei einem mehrmonatigen Auslandsaufenthalt habe ich erst so richtig bemerkt, wie Skin Picking mich einschränkt und wie extrem es mein Leben beeinflusst. Ich war an einem Punkt, an dem ich das Skin Picking gar nicht mehr kontrollieren konnte. Ich dachte, es wird nie mehr besser. Das war das erste Mal, dass ich ernsthaft darüber nachgedacht habe, mir professionelle Hilfe zu suchen. Es hat dann aber noch eine Weile gedauert, bis ich mich auch getraut habe, Kontakt zu einer Therapeutin aufzunehmen. Schon die erste Kontaktaufnahme hat mir geholfen, da ich erstmals das Gefühl hatte, dem Skin Picking nicht mehr machtlos ausgeliefert zu sein, sondern aktiv etwas dagegen tun zu können. Außerdem war ich stolz darauf, mir Hilfe gesucht zu haben.

Bewusst werden

Bevor ich mir professionelle Hilfe suchte, habe ich verschiedene Entspannungstechniken wie Meditationen und Achtsamkeitsübungen ausprobiert. Die habe ich als sehr hilfreich empfunden. Es hat mir auch sehr geholfen, erst einmal Protokoll über mein Skin Picking zu führen. Ich habe immer genau aufgeschrieben, wann ich es ausgeführt und wie lange ich damit verbracht habe. Durch diese Beobachtung ist mir erst richtig bewusst geworden, welches Ausmaß mein Skin Picking hatte. Und mir ist aufgefallen, dass es bestimmte Tage gab, an denen es häufiger auftrat. Auch heute noch achte ich darauf, im Bad abends möglichst meist kein Licht anzumachen oder nur mit Taschenlampe ins Bad zu gehen, wenn ich abends zum Zähne putzen gehe. Dann ist die Haut im Spiegel nicht gut erkennbar. So komme ich meist gar nicht auf die Idee, mit dem Skin Picking anzufangen.

Innehalten gelernt

Im Laufe der Therapie, ungefähr nach einem halben Jahr, habe ich eine Veränderung an mir festgestellt. Da ich mein Skin Picking immer protokolliert habe, ist mir aufgefallen, dass zunächst die Episoden kürzer wurden und dann auch seltener. Zudem habe ich durch die Therapie gelernt, innezuhalten und zu spüren, wie es mir gerade geht. So merke ich jetzt schneller, wenn es mir gerade nicht gut geht und meine Anspannung steigt, und versuche dann schon, mich abzulenken, bevor ich mit dem Skin Picking anfangen kann.

Keine Verabredungen mehr absagen

Skin Picking bestimmt nicht mehr mein Leben. Ich mache mir nur noch wenig Gedanken darüber, wohingegen mein Fokus früher fast vollständig darauf lag. Ich merke nach und nach, wie viel Zeit ich jetzt für andere Dinge zur Verfügung habe. Ich bin sehr stolz auf mich, dass ich schon lange keine Verabredung mehr wegen Skin Picking absagen musste. Im Sommer ist mir die Veränderung meines Verhaltens noch mal deutlicher bewusst geworden, denn ich habe mich endlich getraut, kürzere T-Shirts zu tragen, da ich nicht mehr so viele verletzte Stellen verstecken muss. Das ist ein sehr schönes Gefühl!

An die Narben gewöhne ich mich

Für meine Heilung war entscheidend, mich endlich zu trauen, mir professionelle Hilfe zu suchen und dort mal richtig offen mit jemandem darüber zu sprechen. Heute bearbeite ich meine Haut immer noch teilweise, aber wesentlich seltener und kürzer als früher. Es ist nicht mehr so deutlich sichtbar, und es schränkt mich auch kaum noch ein. Narben habe ich schon davongetragen, besonders am Dekolleté und an den Oberarmen. Lange habe ich versucht, diese immer mit Kleidung zu verdecken, aber allmählich gewöhne ich mich daran, und zum Teil werden sie auch mit der Zeit noch etwas weniger sichtbar.

Professionelle Hilfe suchen

Betroffenen würde ich unbedingt empfehlen, sich professionelle Hilfe zu suchen. Allein wäre ich nicht aus diesem Kreislauf herausgekommen. In den Gesprächen habe ich gelernt, mehr auf meine Gefühle zu achten und zu spüren, wie es mir gerade geht. Das habe ich vorher nie bewusst wahrgenommen. Die Therapie arbeitet nicht nur an Skin Picking, sondern wir haben auch auf das familiäre Umfeld und auf mich geschaut. Die Sitzungen haben mir auch dabei geholfen, insgesamt zufriedener und entspannter zu sein. Ich mache mir viel weniger Druck und Stress. Und ich traue mir mehr zu und habe öfter das Gefühl, etwas gut gemacht zu haben.

Kommentar von Christina Gallinat

Wie bei Katharina beginnt Skin Picking bei den allermeisten Betroffenen mit oder im Verlauf der Pubertät. Auch wenn bisher nur ansatzweise erforscht ist, wie und warum Skin Picking genau entsteht, ist klar: In der Pubertät kommen einige schwierige Umstände zusammen, die das problematische Verhalten begünstigen. Denn die Pubertät ist eine Zeit der Veränderung, in der sich nicht nur der Körper, sondern vor allem auch das Selbstbild entwickelt. Jugendliche erleben starke neue Gefühle und wissen gleichzeitig noch nicht damit umzugehen. Sich orientierungslos und ein wenig verloren zu fühlen, ist völlig normal, aber dadurch nicht weniger belastend. Dazu erzeugen ständige soziale Vergleiche – insbesondere auch über soziale Medien – und der Wunsch, von Gleichaltrigen gemocht und akzeptiert werden, großen Druck.

Das Aussehen spielt dabei eine große Rolle. Denn es hat in unserem Kulturkreis leider nun mal einen starken Einfluss darauf, wie man wahrgenommen wird und welche Reaktionen man – vor allem in der Schulzeit – von seinem Umfeld bekommt. Genau in dieser sowieso schon schwierigen Situation sorgen die hormonellen Veränderungen dann dafür, dass vermehrt Hautunreinheiten und Pickel oder auch eine Pubertätsakne auftreten. Umstände, die es dem ohnehin noch sehr zerbrechlichen Selbstbewusstsein schwer machen.

Zu alledem kommt, dass das Schönheitsideal einer makellosen Haut in den Medien stark betont wird und besonders Hersteller von Anti-Pickel-Produkten sehr nachdrücklich vermitteln, dass Hautunreinheiten und Pickel bekämpft werden sollten. Uns allen wird deutlich vorgeführt: Eine reine, ebene Haut muss sein; alles andere ist nicht tolerierbar. Wie soll ein Teenie also damit umgehen, wenn sich ein großer Pickel am Kinn zeigt? Ja, der Pickel muss entfernt werden. Was sollen sonst die Mitschüler:innen und Freundinnen und Freunde denken?

Natürlich entwickelt sich aus dieser Situation nicht bei allen Jugendlichen Skin Picking, aber für viele ist genau das der Anfang. Bei einigen Personen entwickelt sich aus diesen Anfängen die Routine, die eigene Haut ständig abzusuchen und zu bearbeiten. Selbst kleinste Unreinheiten werden bearbeitet, oft auch gesunde Haut. Katharina beschreibt, wie sie unter dem schlechten Hautzustand litt, die Wunden ständig zu überschminken versuchte und sich oft zurückzog, um die Folgen des Skin Pickings vor anderen zu verstecken. Genau so geht es den allermeisten Betroffenen. Skin Picking ist mit sehr viel Scham verbunden. Wie Katharina vermeiden viele Betroffene Besuche im Schwimmbad oder andere Aktivitäten, bei denen sich die Haut nicht (so gut) verstecken lässt.

Ein beeinträchtigtes Hautbild ist auch bei Menschen mit Hauterkrankungen – ohne Skin Picking – oft mit großer Belastung und auch Scham verbunden. Bei Skin Picking kommt aber noch eine zusätzliche Belastung hinzu, da sich Betroffene meist selbst die Schuld für das Verhalten und seine Folgen geben. Sie haben größte Angst, dass jemand entdecken könnte, was sie da machen. Die Scham über das eigene Verhalten und die Angst vor Ablehnung und Unverständnis sind oft riesig, gar erdrückend.

Und je mehr jemand im Stillen über ein Thema nachdenkt, für das er oder sie sich schämt, desto größer wird die Sache, und auch Angst und Einsamkeit wachsen. Ein Teufelskreis entsteht. Genau deshalb ist es so heilsam, sich in einer Selbsthilfegruppe, Psychotherapie oder in einem anderen Setting zu öffnen und mit jemandem darüber zu sprechen. Das kostet am Anfang oft große Überwindung, denn es ist schließlich genau das Gegenteil von dem, wofür oft jahrelang mit größter Sorgfalt gesorgt wurde: das Skin Picking um jeden Preis vor anderen zu verstecken.

Aber dieser Mut wird belohnt. Denn ebendieser Schritt ermöglicht – vor allem auch in den Selbsthilfegruppen – die Erfahrung, nicht komisch oder anders als alle anderen zu sein. Im Gegenteil: Betroffene lernen, dass es anderen genauso geht, dass sie nicht allein sind und über das Thema gesprochen werden kann, ohne dass etwas Schlimmes passiert. Und genau diese Erfahrungen setzen den Schamgefühlen und Ängsten etwas sehr Kraftvolles entgegen. Sich jemandem in einem sicheren Rahmen in Bezug auf das Skin Picking anzuvertrauen, ist einer der wichtigsten Schritte auf dem Weg der Heilung. Denn dieser Schritt gibt einem ein großes Stück Freiheit zurück, und nur so lässt sich die Erfahrung machen, dass viele Ängste unbegründet sind.

Katharina hat ihre Angst überwunden, sich für sich selbst eingesetzt – und die Hilfe bekommen, die sie benötigte. So ist sie Schritt für Schritt selbstbewusster und freier geworden und versteckt ihre Haut heute – trotz einiger Naben – nicht mehr so sehr wie früher, sondern traut sich mehr und mehr, sich zu zeigen. Und selbst wenn das Skin Picking auch heute noch ab und zu vorkommt, kann Katharina stolz sagen: „Skin Picking bestimmt nicht mehr mein Leben."

Inzwischen liegen zahlreiche Studien vor, die darauf hinweisen, dass die Nutzung sozialer Medien – insbesondere auch über Vergleiche des eigenen Aussehens – einen negativen Einfluss auf das Körperbild ausübt.[5] *Umso erfreulicher sind die Bewegungen, die sich hinter den Namen „Body Positivity" und „Skin Positivity" verstecken, denn hier geht es darum, den Körper bzw. die Haut in ihrem normalen – nicht perfekten – Zustand wertzuschätzen. Vor diesem Hintergrund werden vermehrt Bilder von Haut mit vergrößerten Poren, Pigmentflecken oder Hautunreinheiten gezeigt. Auf diese Weise soll die Botschaft transportiert werden, dass normale Haut eben nicht perfekt ist. Bei einer ähnlichen Bewegung, „Body Neutrality" bzw. „Skin Neutrality", geht es darum, die Haut zu akzeptieren, aber nicht überzubewerten und ihr nicht allzu viel Aufmerksamkeit zu widmen.*

---

5 Fardouly, J. & Vartanian, L. R. (2016). Social media and body image concerns: Current research and future directions. Current Opinion in Psychology, 9, 1–5.

3. Dorothea* (55): Ich habe gelernt, mir zu verzeihen

Meinen jetzigen Status würde ich als zu fast 100 Prozent geheilt einordnen. Ab und zu drücke ich noch Mitesser aus, aber ich würde das als normal beurteilen. Seit wann ich Frieden mit meiner Haut gemacht habe, kann ich nicht genau sagen. Es wurde langsam, nach und nach, immer ein wenig besser.

Zwangsgedanken: um Hilfe gebeten

Aufgrund einer Erkrankung habe ich mich in der letzten Zeit intensiv mit dem Thema Selbstheilung beschäftigt. In diesem Zusammenhang höre ich mir sehr gerne beim Kochen Podcasts zu diesem Thema an. Kürzlich hörte ich in einem Online-Kongress eine Sprecherin (Joan Borysenko) über ihren Lebensweg berichten. Sie erzählte, dass sie im Alter von zehn Jahren an einer Psychose erkrankte und Zwangsgedanken hatte. Das erinnerte mich daran, dass ich nur wenig älter selbst unter Zwangsgedanken litt. Es war eine schreckliche Zeit. Damals wandte ich mich verzweifelt an meine Mutter mit der Bitte um Hilfe. Sie reagierte mit Entsetzen, aber auf mein Flehen hin wendete sie sich an unseren Hausarzt, der mich an einen Psychiater überwies. Nach einigen Sitzungen konnte ich mich von meinen Gedanken und Ängsten distanzieren.

Kritischen Blick verinnerlicht

Es blieb jedoch das tiefe Gefühl, dass ich verkehrt sei und dass mit mir etwas nicht stimme. Ich beneidete alle anderen, die „normal" waren. So fühlte es sich damals für mich an. Mit der Pubertät bewertete ich meinen Körper kritisch: Ich fand meinen Busen zu klein und mich selbst viel zu groß. Das hat mir auch Kummer bereitet.

Etwas musste raus

Ungefähr im Alter von 15 Jahren begann ich damit, meine Haut im Gesicht auf Mitesser und Pickelchen abzusuchen. Wenn ich mit meinen Hausaufgaben am Schreibtisch saß, nahm ich einen Taschenspiegel, hängte ihn an die Schreibtischlampe und drückte an meiner Haut herum. Da war was, was einfach raus musste. Danach hatte ich verletzte Stellen im Gesicht, und was vorher ein kleines Pickelchen war, entwickelte sich zu einer sichtbaren und schmerzhaften Entzündung.

Große Scham

Mit den Jahren nahm der Zeitaufwand, den ich mit Skin Picking und anschließender Versorgung und Pflege der Haut verbrachte, immer mehr zu. Jetzt waren auch das Dekolleté, die Schultern und die Oberarme betroffen. Was ebenfalls zunahm, war die Sehnsucht nach einem Freund und nach Sexualität. Ich schämte mich jedoch für mein Skin Picking so sehr, dass ich unbedingt vermeiden wollte, dass jemand meine zerstörte Haut sah. So blieben meine Träume unerfüllt. Ich war gefangen in meinem Verhalten und konnte einfach nicht damit aufhören. Diesmal vertraute ich mich niemandem an.

Einsamkeit verschlimmerte Skin Picking

Die letzten drei Jahre vor meinem Schulabschluss erkrankte mein Vater und litt sehr an den Nebenwirkungen einer Bestrahlungstherapie. Er verfiel in Depressionen und war kaum noch ansprechbar. Diese bedrückende Stimmung zu Hause war mir unerträglich. Nach dem Abschluss der Schule fing ich in einer anderen Stadt mit einem Studium an. Es waren die schlimmsten Skin-Picking-Jahre. Ich tat mich anfänglich schwer damit, Freundschaften zu knüpfen. So blieb ich in meinen ersten Semesterferien in einer leeren Wohngemeinschaftswohnung in der neuen Stadt und fühlte mich zutiefst einsam und verzweifelt. Zwar hatte ich viele Kontakte und unternahm auch viel, trotzdem fühlte ich mich einsam, weil da immer etwas war, was verborgen bleiben musste. Ich war niemals unbeschwert und passte mich sehr an. Letztlich war ich mir selbst fremd. Mit dem Studieren selbst hatte ich auch große Probleme, da ich mich nicht konzentrieren konnte. Wenn ich am Schreibtisch saß, wanderten meine Hände zum Gesicht, und nach kurzer Zeit holte ich einen Spiegel hervor oder rannte ins Badezimmer.

Analytische Therapie

Ich entschloss mich, eine Psychotherapie zu machen. Von einer entfernten Bekannten hatte ich erfahren, dass ihre Schwester Psychotherapeutin in meiner Unistadt war. Ich besorgte mir die Telefonnummer und verabredete einen Termin mit ihr. Das war damals Ende der 80er-Jahre. Es dauerte lange, bis ich dort das erste Mal von meinem Skin-Picking-Verhalten erzählte. Ich nannte es damals Kratzen, was nicht wirklich beschrieb, was ich da eigentlich machte. Ich traute mich nicht, davon zu berichten, wie es wirklich war und wie viel Zeit ich damit verbrachte.

Riesige Wut, riesiger Selbsthass

Die Therapiesitzungen waren oft schwierig. Es war eine tiefenpsychologische Gesprächstherapie, und meine Therapeutin machte damals noch ihre Ausbildung zur Analytikerin. Ich konnte mich häufig nicht auf das Setting einlassen und hatte es im Grunde auch nicht verstanden. Ich hatte Probleme damit, meine Gedanken zu formulieren und meine Gefühle zu benennen. Mein Selbsthass und meine Wut waren riesig. Tatsächlich habe ich es aber nach acht Jahren mit Unterstützung der Therapie geschafft, mein Studium zu beenden. Wenn ich mich auch fachlich völlig inkompetent fühlte, war es ein wichtiger Schritt für mich, denn ich wusste nun, dass ich in der Lage war, etwas zu schaffen. Es war ein Schritt hin zur Selbstermächtigung.

Ich fand Freundinnen

Die Studienzeit war zwar immer überschattet von Skin Picking, Depressionen, Ängsten und auch vielen Neidgefühlen. Aber es gab auch schöne Zeiten, die ich mit Mitbewohner:innen in Wohngemeinschaften verbrachte, mit Freundinnen (die ich dann endlich fand) auf Feten und im Urlaub oder beim gemeinsamen Lernen in Gruppen. Ich verbrachte viel Zeit in der Unibibliothek und konnte hier meinem Zwang aus dem Weg gehen. Manchen Freundinnen konnte ich mich anvertrauen, und manche drückten auch Pickel aus. Ich war manchmal richtig fassungslos, wenn sie völlig unbedarft darüber redeten, weil es für mich immer noch ein schambesetztes Thema war.

Erste Fortschritte

Irgendwann hörte ich auf, Oberarme und Schultern zu bearbeiten, und zog im Sommer ärmelfreie Tops an. Narben hatte ich dort keine, aber fleckige Haut. Wenn ich darauf angesprochen wurde, zuckte ich mit den Achseln und sagte nichts weiter dazu. Es war nicht so einfach, das auszuhalten, aber die Haut wurde nach und nach besser. Dann hörte ich auf, im Bereich des Dekolletés zu drücken, und traute mich, ab und an in die Sauna zu gehen. Ich hatte immer mal wieder Rückfälle, und die Zeit danach war ich verzweifelt und machte mir Selbstvorwürfe. Trotzdem wurde es langsam besser.

Ich kann mich erinnern, dass ich früher nach Skin-Picking-Attacken am nächsten Morgen mit einem furchtbaren Gefühl der Verzweiflung und großen Selbstzweifeln aufgewacht bin. Auch nachdem ich meine

Haut nicht mehr bearbeitete, wachte ich noch manchmal morgens mit diesem Gefühl auf, um dann erleichtert festzustellen, dass alles in Ordnung, dass es nur ein schlechter Traum gewesen war. Lange drückte ich noch im Gesicht, verzieh es mir anschließend jedoch. Heute kann ich tatsächlich sagen, dass ich geheilt bin.

Wohltuend: Körperarbeit und mit den Händen arbeiten

Warum war die Studienzeit die heftigste Skin-Picking-Zeit? Das lag daran, dass ich mich häufig den Anforderungen nicht gewachsen fühlte und auch Schwierigkeiten hatte, mich selbst zu organisieren. Nach dem Studium fühlte ich mich nicht fachkompetent, und meine erste Arbeitsstelle forderte mir alles ab. Ich hatte den Wunsch, mit den Händen zu arbeiten und etwas von Grund auf zu lernen. So machte ich eine handwerkliche Ausbildung. Hier fühlte ich mich gut und bekam die Bestätigung, die ich suchte. Es war ein weiterer Schritt zur Heilung hin.

Über die Jahre hinweg hatte ich immer mal wieder therapeutische Begleitung. Sehr viel bewirkt hat auch eine Jahresgruppe mit Körper- und Energiearbeit nach Julie Henderson. Die sehr einfachen und wirksamen Übungen haben mir geholfen, meinen Körper positiv zu erfahren, und ich habe sogar innerhalb dieses Jahres mit dem Rauchen aufgehört.

Auch Introvertierte sind toll

Es hat geholfen, mir gute Vorbilder zu suchen. Ich bin zum Beispiel ein introvertierter Menschentyp und wollte die meiste Zeit in meinem Leben anders sein – bis zu dem Zeitpunkt, als mir eine Seminarleiterin, die ich richtig gut fand, sagte, ich sei eben introvertiert, genau wie sie selbst. Sie gab mir einen Literaturtipp zum Thema, ich beschäftigte mich damit und konnte mich wieder ein wenig mehr mit mir selbst anfreunden. Wenn ich heute noch mal hadere, denke ich: Diese tolle

Seminarleiterin ist auch introvertiert. Dann fällt es mir leichter, mich mit mir zu versöhnen. Außerdem ist es unglaublich entspannend, nicht mehr anders sein zu müssen.

Gelernt, nicht alles zu glauben, was ich denke

Ganz wichtig war und ist es auch immer noch, mich mit meinen Gedanken zu beschäftigen. Wie denke ich über mich, über Situationen, über andere? Woher kommen diese Gedanken? Stimmt es wirklich, was ich da so denke? Welche Gefühle erzeugen diese Gedanken in meinem Körper? Will ich diese Gedanken und diese Gefühle haben? Wie kann ich meine Gedanken kontrollieren? Welche Möglichkeiten habe ich, etwas zu verändern?

Gedankenkreise unterbrechen

Ich kann mich erinnern, wie ich einmal wutentbrannt mit dem Fahrrad durch die Stadt fuhr und von meiner Umwelt gerade so viel mitbekam, dass ich keinen Unfall baute. In Gedanken war ich völlig mit einem Streit beschäftigt, der schon zwei Stunden zurücklag. Ich habe das Feuer der Wut regelrecht geschürt. Gut war dabei auf jeden Fall, mit dem Fahrrad zu fahren und nicht die Haut zu bearbeiten. Ich versuche heute in solchen Situationen, mich auf das Hier und Jetzt zu konzentrieren, oder ich rufe eine Freundin an. Letztens hatte ich eine Situation und ich merkte, dass ich anfing, mich gedanklich festzubeißen. Ich wollte das auf keinen Fall und habe einfach das Fernsehgerät angestellt. Das war für diesen Moment gut, und die Gedankenschleife war unterbrochen.

Knibbeln kann jetzt sein wie Schokolade essen

Geholfen hat mir auch die Beziehung zu meinem Freund, bei dem ich einfach ich selbst sein konnte, ganz egal, wie ich aussah. Und wenn er mal ins Bad kam und ich gerade knibbelte, fand ich es nie peinlich. Ich habe dann auch mal gesagt, dass ich das manchmal machen müsste, um Stress abzubauen, und dass ich da so 'ne Störung hätte. Dann war es gut. Es war so ähnlich wie: Ich brauch jetzt Schokolade, oder ich muss mal ums Haus rennen.

Meine Tipps für dich

- Mach dir deine eigenen Gedanken bewusst und lerne, diese wertfrei zu beobachten.
- Nimm deine Gefühle wahr und beobachte, welche Gedanken dazugehören.
- Finde und mache eine Körperarbeit, die dir gefällt und guttut.
- Lerne, dich nicht zu verurteilen.
- Verbinde dich mit anderen, denen es genauso geht. Ich wollte, ich hätte auch die Möglichkeit einer Selbsthilfegruppe gehabt!

Kommentar von Christina Gallinat

In ihrer Geschichte lässt uns Dorothea daran teilhaben, mit wie viel Einsamkeit Skin Picking für sie verbunden war – und zwar auch in den Zeiten, in denen sie viele Kontakte hatte und viel mit anderen unternahm. Einfach unbeschwert zu sein, das ist mit der großen Angst und Scham nicht möglich. Die Folgen von Skin Picking reichen sehr viel weiter als nur bis auf die Haut; sie betreffen das ganze Leben der Person. Denn sich selbst zu verstecken, bedeutet, sich selbst bzw. einzelne Anteile zu verleugnen und sich nicht ausleben zu können. Aber nach und nach hat Dorothea ihren Weg aus diesem engen Raum gefunden und sich mehr und mehr Möglichkeiten geschaffen. Sie ist mehr und mehr sie selbst geworden.

Dorothea beschreibt unter anderem, dass die Leistungsanforderungen der Studienzeit und die Notwendigkeit, sich selbst zu organisieren, sie besonders überforderten. Bereits in der Schulzeit war der Schreibtisch einer der Hauptorte, wo sie ihre Haut bearbeitete. Darin werden sich viele Betroffene wiedererkennen, denn der Schreibtisch ist für viele ein Risikoort, an dem es gerade bei der Arbeit am PC, beim Lernen oder Lesen sehr häufig zum Skin Picking kommt. Ein Grund dafür ist, dass man am Schreibtisch oft die Ellenbogen aufstützt und damit die Hände meist automatisch an den Kopf (z. B. um das Kinn zu stützen) oder auch in den Nacken wandern. Und dann beginnt das Absuchen und Bearbeiten der Haut wie von selbst und oft auch komplett unbewusst.

Der Schreibtisch ist ein Ort des Stillsitzens, und genau diese körperliche Passivität passt nicht immer zu der inneren Aktivität. Sehr viele Menschen – auch ohne Skin Picking – kratzen sich am Kopf, raufen sich die Haare, streichen sich über den Bart oder spielen nervös mit dem Kugelschreiber, wenn sie nachdenken. Viele Menschen laufen beim Telefonieren auch durch die Gegend oder kritzeln nebenbei etwas auf ein Stück Papier, denn Bewegung kann der Konzentration auf die Sprünge helfen. In der Situation am Schreibtisch treffen also ohnehin schon viele Faktoren zusammen, die nervöse Angewohnheiten begünstigen. Wenn man zusätzlich auch überfordert oder angespannt ist und unter Druck steht, dient Skin Picking oft auch als Ventil für die Anspannung und entspannt tatsächlich kurzzeitig. Denn Skin Picking kann das Nervensystem in beide Richtungen regulieren: Einerseits sorgt es über sensorische Reize auf der Haut für Stimulation und ist damit anregend, weshalb es auch oft bei körperlich passiven Aktivitäten oder bei Langeweile vorkommt. Andererseits wirkt es entspannend und kann bei Überstimulation bzw. Überreizung helfen, das Nervensystem herunterzufahren und zu beruhigen.

Tipps für den Schreibtisch
- *die freie Hand mit Handspielzeugen beschäftigen bzw. stimulieren*
- *dünne Baumwollhandschuhe tragen*
- *die Sitzhaltung verändern (z. B. zeitweise einen Gymnastikball benutzen)*
- *regelmäßig Pausen machen, lüften und gut für die körperlichen Bedürfnisse sorgen*[6]

Wenn es um Schreibtischjobs geht, stellt sich aber auch die Frage, ob man unbedingt am Schreibtisch sitzen muss oder ob es nicht vielleicht auch Möglichkeiten gibt, den Schreibtisch gegen einen anderen Arbeitsplatz einzutauschen, der einem mehr liegt. Auch Dorothea hatte den Wunsch, mit ihren Händen zu arbeiten, und hat diesen mit einer handwerklichen Ausbildung auch umgesetzt. Anstatt sich nur anzupassen, hat sie damit auch ihren Alltag so gestaltet, dass er besser zu ihr passt. Und das zeigt, wie unabdingbar es ist, seine eigenen Bedürfnisse wahr- und anzunehmen, um ein stimmiges Leben zu gestalten. Genauso wichtig ist, die eigenen Gefühle und den eigenen Körper spüren, die eigenen Gedanken kennenzulernen. Es ist spannend, auch Seiten an sich schätzen zu lernen, die vielleicht im Alltag manchmal herausfordernd sind – wie zum Beispiel introvertiert zu sein. Denn nur wer aufhört, gegen sich selbst zu kämpfen, kann in die Zukunft schauen und sich das gewünschte Leben erschaffen. All diese Stationen hat Dorothea auf ihrem Weg durchlaufen und sie hat gelernt, sich selbst mehr und mehr anzunehmen – weg von Selbstvorwürfen und dem Wunsch „anders zu sein“ hin zu einem freien, selbstbestimmten Leben.

---

6 Weitere Tipps für verschiedene Arten von Auslösern finden sich auch im Überblicksartikel zu Dermatillomanie: Gallinat, C., Martin, A. & Schmidt, J. (2020). Dermatillomanie. Symptomatik, Ätiologie und Therapie des pathologischen Bearbeitens der Haut. Psychotherapeut, 65, 313–328.

4. Barbara Schubert (62): Die letzte große Episode

Spontan würde ich sagen: Ich bin zu 70 bis 90 Prozent von Skin Picking geheilt, und das seit etwa sieben Jahren – abgesehen von einer Episode, die ich gleich noch beschreiben werde. Ich fühle mich insgesamt wohl in meiner Haut und komme mit mir selbst besser denn je klar. Ich bin mit mir und meinem Leben zufrieden und habe einen guten Rhythmus gefunden. Wie in jedem anderen Leben erfährt auch mein Rhythmus Unterbrechungen, in denen ich von einer Sekunde auf die andere in meine alten Verhaltensmuster zurückfalle, zum Beispiel wenn ich in inneren oder äußeren Stress gerate, weil ich zu viele Dinge auf einmal oder in zu kurzer Zeit erledigen möchte, oder wenn bestimmte Umstände mich nerven.

Eine Herkulesaufgabe

Dabei kann es sich um außergewöhnliche oder auch ganz banale Situationen handeln. Zum Beispiel diese: Im vorletzten Jahr hatte ich mich nach dem Tod meiner Mutter bereit erklärt, als Hauptverantwortliche das Haus und die dazugehörigen Wirtschaftsgebäude leer zu räumen. Dazu gehörte, alle vorhandenen Gegenstände zu sichten, dann zu sortieren und letztlich dafür zu sorgen, dass alle Gebäude für den Verkauf leer und besenrein sind. Mir war schon vorher klar, dass ich mich für eine Herkulesaufgabe entschieden hatte. Meine Eltern kamen noch beide aus der Kriegsgeneration und hatten gelernt, dass man *alles* sammeln muss, damit in Zeiten der Not genug vorhanden ist.

Erinnerungen kommen hoch

Das andere Thema war: Es kamen viele schlimme Erinnerungen aus meiner Kindheit und Jugend wieder nach oben. Während dieser Aufräumarbeiten bin ich immer mehr ins Funktionieren gekommen: Ich erledigte die Arbeit automatisiert und schnitt mich dabei innerlich von meinen Gefühlen und Körperempfindungen ab. Ich kenne das von früher. Wenn ich „gut" funktioniere, bin ich in der Lage, schnell, ausdauernd, sehr effektiv und ohne Pause zu arbeiten. Währenddessen bemerke ich nicht (mehr), dass ich meine Grenzen überschreite und keine Rücksicht auf meine persönlichen Bedürfnisse nehme – Hunger, Durst, eine Pause machen.

Skin Picking als Indikator

Die Konsequenz war: An diesen Wochenenden habe ich mir förmlich die Haut aus meinem Gesicht und Dekolleté gekratzt. Ich fühlte mich taub, wie ein Fremdkörper. Nur die Schmerzen der Wunden nach der Skin-Picking-Episode waren deutlich spürbar. Als ich zurück in meinem gewohnten Zuhause war, konnte ich mich nach kurzer Zeit wieder selbst regulieren und ohne Probleme die Finger von mir lassen. Seit dieser Erfahrung ist für mich Skin Picking der Indikator, also das Warnsignal, dass mein Stresslevel zu hoch wird. Ich greife dann sozusagen auf das altbewährte Mittel Skin Picking zurück, um wieder runterzukommen.

Ausdruck innerer Unruhe

Gefühlt war Skin Picking schon immer in meinem Leben. Seit jeher spüre ich eine permanente Unruhe: einen inneren Druck, etwas tun zu müssen, um mich zu befreien, ohne zu wissen, was das denn überhaupt sein könnte. Man hat mir erzählt, dass ich als Kind sehr lange am Daumen gelutscht hätte, bis zu dem Zeitpunkt, als mir mit Nachdruck klargemacht wurde, dass das nicht mehr erwünscht ist. Da habe ich angefangen, Nägel abzukauen, und habe mit den Zähnen meine Nagelhaut bearbeitet. Heute ist mir von meinen Aus- und Weiterbildungen bekannt, dass das Kauen der Nägel symbolisch bedeutet, sich seiner eigenen Waffen zu berauben. Denn im Tierreich sind die Fuß- und Fingernägel Waffen, die gegen Feinde eingesetzt werden.

Am Daumen lutschen, den Schorf von Wunden abkratzen, Nägel kauen, Skin Picking: Es sind immer die gleichen Verhaltensweisen, die dazu dienen, sich selbst zu beruhigen, sich wieder herunterzuregulieren, wenn sich der Organismus in einem inneren Aufruhr befindet.

Im Bann des Verhaltens

Für mich war das Skin Picking normal, weil ich das nicht anders kannte. Ich wurde von meinem Tun so sehr in den Bann gezogen, dass ich nie darüber nachgedacht habe, wie es sein könnte, es nicht zu tun. Ich war innerlich so getrieben, dass ich Pflichten schnell erledigte, um mich wieder der Beschäftigung mit mir widmen zu können: mich zu berühren, indem meine Hände wie automatisch über meinen Körper wanderten. Wenn ich etwas gefunden hatte, ging ich zum nächsten Spiegel und verlor mich beim Ausdrücken der Pickel. Heute weiß ich, dass ich komplett dissoziiert war. Das ist wie da sein und doch nicht da sein. Ich bin mir sicher: Während meiner gesamten Kindheit war ich nie wirklich im Hier und Jetzt.

Druck versus Entspannung

In Zeiten von starker Anspannung wie Prüfungsphasen oder wenn ich ruhig am Schreibtisch sitzen musste, war der Druck extrem und das Verlangen nach Skin Picking groß. Wenn meine Hände beschäftigt waren, wurde es besser. Auch in der Gesellschaft von anderen ließ es nach – da spielte auch die Scham eine Rolle. Ängste und Ungewissheit bereiteten mir immer wieder großen Stress, den ich nur über das Bearbeiten von Gesicht, Dekolleté und Rücken abbauen konnte.

Im Urlaub am Meer haben Entspannung, Sonne und die salzige Luft meine Haut heilen lassen. Auch der innere Druck ließ nach. In Zeiten

des Verliebtseins, wenn ich schön sein wollte, konnte ich den Drang nach Skin Picking teilweise unterdrücken. Aber mit der Zeit wurde der innere Druck stärker als das Bedürfnis, schön zu sein.
Auf meine Sexualität hat Skin Picking keinen direkten Einfluss gehabt. In längeren Beziehungen habe ich eher kaschiert, dass es an meinem Körper Wunden und auch Narben gibt. Mein früherer Mann akzeptierte problemlos, dass ich für längere Zeit im Badezimmer verschwand und erst nach einer Weile mit überschminkten roten Flecken wieder auftauchte. Er und ich sprachen wie in schweigender Übereinkunft nie über das Thema. Nur wenn ich einen besonders fiesen Pickel an einer Stelle hatte, wo ich nicht hinkam, bat ich ihn, mir diesen auszudrücken – was er dann auch widerwillig machte.
In und von meiner Herkunftsfamilie gab es im Hinblick auf das Skin Picking mehr Stress und Bemerkungen, etwa die, dass ich doch endlich die Finger von mir lassen sollte.

Späte Entdeckung

Niemals hätte ich mich einer anderen Person anvertraut – ich schämte mich viel zu sehr. Ich verurteilte mich selbst, fühlte mich unnormal, wenn ich wieder stundenlang vor dem Spiegel festklebte. Erst mit Anfang 50 habe ich im Internet entdeckt, dass es sich bei Skin Picking um eine Krankheit handelt. Mein Verhalten hatte sogar einen Namen! Das machte es einfacher, mein Tun zu akzeptieren. Als ich begann, therapeutisch mit von Skin Picking Betroffenen zu arbeiten, outete ich mich auch als Skin Pickerin und traute mich in die Öffentlichkeit.

Skin Picking kein Thema in Therapien

Ich habe bisher zwei Therapien gemacht, aber dabei hat Skin Picking nie wirklich eine Rolle gespielt. Es wurde nur am Rande kurz erwähnt, dass ich das mache. Die eine Therapie war nach einem Nervenzusammenbruch nach der Krebserkrankung meiner Tochter, als diese wieder genesen war und ich innerlich loslassen konnte. Die zweite Therapie betraf verschüttete Erinnerungen an sexuelle Übergriffe in meiner Kindheit, die mir wieder ins Bewusstsein gekommen waren. Das hat mich damals komplett aus der Bahn geworfen, denn damit erinnerte ich mich auch wieder vollständig an die bereits bekannte physische und psychische Gewalt in meinem Elternhaus. Ich fühlte mich, als hätte man mir den Boden unter den Füßen weggerissen, stand damals kurz vor der Klinikeinweisung. In einem Jahr intensiver ambulanter Therapie habe ich es geschafft, mich wieder zu stabilisieren.

Der lange Weg zu mir selbst

Tipps im Sinne von besonderen Cremes, besonderen Verhaltensweisen und so weiter – zum Beispiel, mich auf meine Hände zu setzen – haben mir nicht geholfen. Natürlich hoffte ich auch immer, endlich das Wundermittel zu finden. Aber das gab und gibt es meines Erachtens nicht. Schon in den ersten Jahren des Skin Pickings stellte ich fest, dass sowohl fetthaltige Cremes als auch austrocknende Lotionen mein Hautbild nur verschlimmerten.

Was mir geholfen hat: mehr Bewegung (Sport), regelmäßige Entspannung (Yoga), meinem Tagesablauf mehr Struktur zu geben und damit auch genügend Schlaf zu erhalten. Auch die bewusste Entscheidung, mich zu spüren und mich mehr als Person wahrzunehmen, war ein großer Schritt in die richtige Richtung. Zum ersten Mal konnte ich besser einordnen, wann mir Dinge (Arbeit, Menschen, Aktionen) zu viel wurden. Dann konnte ich mich entscheiden und damit auch besser selbst regulieren. Das Thema Grenzen bekam eine neue, gewinnbringende Bedeutung: Ich konnte spüren, was ich wollte, und vor allem, was ich nicht oder nicht mehr wollte. Dadurch war ich immer besser in der Lage, das auch verbal auszudrücken. Es war ein langer Prozess, der immer noch andauert. Ich habe den Eindruck, dass ich immer mehr bei mir ankomme.

Traumatherapie ein wichtiger Bestandteil

Ganz entscheidend sind meine Ausbildungen zur Traumatherapeutin, bei denen ich viel über Fühlen (Gefühle, Emotionen und Affekte) und Spüren (Körperempfindungen) lernte. In diesen mehrjährigen Aus- und Weiterbildungen musste ich viele Stunden der Selbsterfahrung absolvieren, was inhaltlich nichts anderes als Therapie ist. All das führte dazu, dass Skin Picking in meinem Leben einen immer geringeren Stellenwert einnahm. Ich halte die Kombination von Traumatherapie (in Bezug auf Entwicklungstraumata), kognitiver Verhaltenstherapie und regelmäßigen Entspannungs- oder Achtsamkeitsübungen (idealerweise täglich) für die beste Möglichkeit, um auf Dauer ein Leben mit weniger oder ganz ohne Skin Picking zu führen. Traumatherapie ist deshalb so wichtig, weil die Ursache für die permanente Unruhe und die fehlende (nicht erlernte) Selbstregulation in der frühen Kindheit liegt.

Medikamente halfen nicht gegen Skin Picking

Ich habe auch zeitweise Antidepressiva eingenommen. Dadurch hellte sich meine Stimmung auf. Aber der Drang, Skin Picking auszuüben, wurde bei mir durch die Einnahme nicht geringer. Einen Teil zu meiner positiven Veränderung hat das Wissen über die Zusammenhänge (Psychoedukation) beigetragen. Als mir bewusst wurde, dass Skin Picking (oder auch jede andere Möglichkeit der Kompensation) notwendig ist, um mich selbst wieder aus meiner ständigen Unruhe herauszuregulieren, fühlte ich mich für mein Verhalten nicht mehr schuldig und schämte mich nicht mehr. Das Wissen um die Komplexität von (Entwicklungs-)Traumata und deren

Auswirkungen auf unser autonomes Nervensystem hat es für mich erklärbarer und damit auch leichter gemacht.

Auf meine Bedürfnisse achten

Die Heilung von Skin Picking gibt mir mehr Freiheit. Ich habe wieder Kontrolle und übernehme auch die Verantwortung für mein Leben. Im Großen und Ganzen genieße ich es und fühle mich wohl in meiner Haut. Wenn ich mich permanent kratze oder meine Finger dauernd über meinen Körper fahren, weil ich mich innerlich unruhig oder wie getrieben fühle, dann ist das heute für mich das Signal: Ich muss mehr auf mich und meine wirklichen Bedürfnisse achten. Wenn ich wie ferngesteuert zum Spiegel gehe, ist es im Grunde genommen schon zu spät. Ziel ist es, den Punkt zu finden, an dem ich bemerke, dass etwas in mir „kippt". Vorher habe ich noch eine Chance des Gegensteuerns, indem ich mir zum Beispiel eine Auszeit gönne oder auf andere Art gut für mich sorge. Dabei hilft mir, bewusst präsent zu sein, mich zu spüren und sich mit dem auseinanderzusetzen, was jetzt gerade mit mir los ist. Das gehört für mich immer noch zu den schwierigsten Aufgaben. Denn als Skin Picker dissoziieren wir häufig, weil wir von unseren Emotionen überflutet werden. Das macht auch Angst. Dieses Umlernen und der Aufbau von neuen Strukturen im Gehirn brauchen Zeit.

Narben stören mich nicht sehr

Ich finde, dass ich viele Narben durch Skin Picking davongetragen habe, auch wenn mir andere sagen, dass sie diese – so, wie ich mich selbst sehe – gar nicht bemerken. Die Narben sehen aus wie leichte Pigmentstörungen und stören mich nicht sehr. Ich tue viel dafür, im Hier und Jetzt zu bleiben. Wenn mir unerwartete Dinge zustoßen oder Personen begegnen, versuche ich innehalten, um erst zu erfassen, was da kommt, dann bewusst mein Handeln danach auszurichten und die daraus entstehenden Konsequenzen zu bedenken. Was mich allerdings mit zunehmendem Alter nervt, ist der Bartwuchs an Kinn und Oberlippe mit Stoppelhaaren. Ein Damenbart entspricht definitiv nicht meinem Schönheitsideal. Ehrlicherweise muss ich zugeben: Die Borsten an den beschriebenen Stellen stören mich so sehr, dass ich sie sofort mit einer Pinzette entfernen muss. So tiefenentspannt bin ich dann auch wieder nicht.

Meine Tipps

Zu Beginn meiner Empfehlungen für Betroffene eine kleine Warnung: Ich weiß von einem Teil der Klient:innen, dass sie sich wegen der Narben die oberste Hautschicht haben abschleifen lassen (Mikrodermabrasion). Das sollte nur jemand machen lassen, der von Skin Picking geheilt ist. Wenn immer noch eine Gefahr für Skin Picking Episoden besteht, kann die dünne freigelegte Hautschicht verletzt werden.

Doch nun zu den Tipps. An erster Stelle: Setzt euch damit auseinander, wie das Leben wieder mehr (oder überhaupt) eine Ausgewogenheit zwischen stressigen und ruhigen Phasen bekommen kann. Mehr Leichtigkeit und auch Struktur sind wichtig. Gute Dinge für sich tun – das kann Yoga oder ein anderes Entspannungsverfahren sein. Oder sich regelmäßig mit Menschen treffen, die einem guttun, gut für sich sorgen und auch Grenzen setzen, wenn die Anforderungen, die an einen herangetragen werden, zu viel werden. Gern und oft in die Natur gehen und den Sinnen Impulse geben: Wolkenformationen, Vogelgezwitscher oder besondere Gerüche wahrnehmen und genießen.

Es gut sein lassen

Menschen mit Skin Picking haben häufig verinnerlicht, dass gut nicht gut genug ist, und versuchen wirklich in allem perfekt zu sein. Perfektionismus ist idealerweise wie ein Kompass, der immer nach Norden zeigt. Das gibt uns eine Orientierung. Aber es ist ja nicht so, dass wir den Nordpol erreichen müssen! Ausgeprägter Perfektionismus ist nichts anderes als die Suche nach der absoluten Sicherheit – er kostet (zu) viel Lebenskraft.

Es hilft, zwischen Reiz und Reaktion innezuhalten, um nicht jedem einschießenden Impuls nachzugeben – schon allein, um sich am Ende des Tages nicht vollkommen erschöpft zu fühlen. Wenn ich meinen Körper spüre und in Kontakt mit meinen Gefühlen bin, erkenne ich meine Grenzen und bemerke auch, wann ich aus Müdigkeit und Erschöpfung eine Pause brauche. Dann habe ich Klarheit darüber, wie es mir geht, kann handeln und muss mich nicht mehr über Skin Picking regulieren. Jede:r kann mit kleinen Schritten beginnen, um eine gesündere Richtung im Leben einzuschlagen. Auch kleine Veränderungen brauchen ihre Zeit. Und als Therapeutin bin ich der Meinung, dass es hilfreich ist, sich professionelle Unterstützung zu suchen.

Kommentar von Christina Gallinat

Die Geschichte von Barbara zeigt, wie wichtig und kraftvoll es ist, sich selbst und das eigene Skin Picking kennen- und verstehen zu lernen. Menschen, die unter Skin Picking leiden, haben meist schon eine lange Reise hinter sich, bis sie an den Punkt kommen, etwas über Skin Picking zu lesen oder zu hören. Denn das Störungsbild des pathologischen Skin Pickings (oder auch Dermatillomanie) versteckt sich wunderbar in der Alltäglichkeit des Verhaltens: Eigentlich jede:r hat schon einmal eine Kruste aufgekratzt, einen Pickel ausgedrückt oder einen juckenden Mückenstich nicht in Ruhe lassen können. Wenn aber genau dieses Verhalten überhandnimmt, wird es meist schlicht für eine schlechte Angewohnheit gehalten.

Was sollten Betroffene auch sonst denken, wenn sie noch nie davon gehört haben, dass auch andere darunter leiden und die Sache einen

Namen hat? Dazu kommt, dass Betroffene – wie Barbara – meist wenig Verständnis von ihrem Umfeld erfahren, sondern einfach nur dazu aufgefordert werden, damit aufzuhören. Um das Verhalten bei sich und auch bei anderen besser einordnen und verstehen zu können, braucht es das Wissen darüber, was es mit Skin Picking auf sich hat. Die Entdeckung, dass es Skin Picking gibt und auch andere darunter leiden, ist einer der wichtigsten Schritte auf dem Weg zu einem besseren Umgang damit. Bevor Betroffene davon erfahren, halten sie sich oft einfach für seltsam, anders und vor allen Dingen für undiszipliniert und willensschwach, weil sie das Skin Picking nicht kontrollieren können und immer wieder die Erfahrung machen, dass sie dem Drang, die eigene Haut zu bearbeiten, unterliegen. Wenn man das so erlebt und keine Erklärung dafür findet, sucht man den Grund dafür bei sich selbst. Betroffene verstehen das eigene Verhalten in dieser Phase üblicherweise nicht. Sie können sich nicht erklären, warum sie dieses Verhalten nicht stoppen können – ein Verhalten, das sich zwar vielleicht auch manchmal gut anfühlt und befriedigend ist, aber auch zu viel Leid und vielen Wunden, Narben und Einschränkungen im Alltag führt. Die Folge sind Schuldgefühle, Scham und massive Selbstvorwürfe.

Wenn Betroffene zum ersten Mal davon lesen, dass pathologisches Skin Picking als psychische Störung anerkannt ist und auch andere betroffen sind, stellen sich meistens zwei Reaktionen ein: einerseits ein gewisses Erschrecken darüber, dass es sich um eine psychische Störung handelt, und andererseits eine große Erleichterung, dass es endlich eine Erklärung für das oft jahrzehntelang bestehende Verhalten gibt und vor allem auch darüber, mit der Erkrankung nicht allein zu sein. Barbara hat dieses Wissen erst mit Anfang 50 entdeckt, als sie im Internet darüber las, und es half ihr dabei, ihr Skin-Picking-Verhalten besser zu verstehen und anzunehmen. So schreibt sie auch, dass ihr das Verständnis über die Funktion ihres Skin Pickings (Regulation von Anspannung) dazu beitrug, dass Scham und Schuldgefühle abnahmen. Und das ist nur zu verständlich! Denn an dem Punkt, an dem Betroffene begreifen, dass das Verhalten nicht einfach so auftritt, sondern auch Funktionen hat, auf die nicht einfach verzichtet werden kann, beginnen sie auch Verständnis für das Verhalten und letztlich auch für sich selbst aufzubauen. Sie beginnen zu verstehen, was sie brauchen, und können nach und nach andere Wege finden, ihre Bedürfnisse zu erfüllen.

Für einen besseren Umgang mit dem Skin Picking ist es wichtig zu verstehen, welche Funktionen das Verhalten für Betroffene erfüllt. Von Person zu Person können das sehr unterschiedliche Funktionen sein. Bei vielen Betroffenen fallen darunter:

1. Regulation von Anspannung und Gefühlen
2. Sensorische Stimulation
3. Beschäftigung (mit sich selbst)

Barbara hat gelernt, dass der Drang zum Skin Picking ihr anzeigt, dass sie mehr auf sich selbst und ihre Bedürfnisse achten muss. Es ist ein Indikator für sie, der sie daran erinnert, wenn sie gerade ihre Grenzen überschreitet oder ihr Stresslevel zu hoch ist. Der Drang zum Skin Picking ist damit nicht mehr nur der Feind, sondern auch ein Verbündeter: ein Botschafter, der dabei helfen kann, gut für sich selbst zu sorgen und eben nicht nur ohne Rücksicht auf Verluste zu funktionieren. Barbara hat gelernt, innezuhalten, sich selbst, ihren Körper, ihre Gefühle und Grenzen zu spüren. Sie kümmert sich um ihre Bedürfnisse und braucht das Notfallprogramm Skin Picking heute nicht mehr.

5. Marten (31): Geh auf die Suche!

Skin Picking fing bei mir an, als ich in der Schule einem hohen Druck ausgesetzt war. Die Ansprüche und Leistungserwartungen meiner

Familie haben mich damals stark überfordert. Ich versuchte, jemand zu sein, der ich eigentlich gar nicht bin. Ich habe mich in eine Rolle gezwängt, um diesen Erwartungen gerecht zu werden. Heute würde ich sagen, dass ich zu 70 bis 90 Prozent von Skin Picking geheilt bin.

Damals war Skin Picking ein Teil von mir. Es gehörte zu meinem Leben wie das tägliche Zähneputzen, Frühstücken und Zur-Schule- und dann später Zur-Uni-Gehen. Sobald ich einen Moment für mich hatte, habe ich meine Haut aufgekratzt. Ich dachte: So bin ich halt, das ist ganz normal. Hinterfragen konnte ich es nicht, denn für mich gab es dazu keine Alternative.

Skin Picking verlagerte sich

Als ich ganz jung war, habe ich die Haut um die Fingernägel stark bearbeitet. Als meine Familie meinte, ich solle doch damit aufhören, das sei doch unhygienisch und nicht besonders schön, habe ich mich gezwungen, aufzuhören. Das Resultat war, dass ich angefangen habe, meinen Rücken aufzukratzen. Da ich aber zum Schwimmen gegangen bin, war mir das immer sehr unangenehm. Dann habe ich mich mal wieder gezwungen, aufzuhören. Was dazu führte, dass ich die Kopfhaut aufkratzte. Skin Picking war nie wirklich weg, es hat sich nur immer verlagert. Deswegen dachte ich erst recht, dass es ein Teil von mir sein musste.

Innerlich fühlte ich mich zerrissen

Als Kind und Jugendlicher hatte ich auch einige andere Probleme. Ich habe immer mal wieder gestottert. Dann wurde bei mir eine Farbstoffallergie nachgewiesen, danach Asthma. Es gab immer mal wieder solche Diagnosen, aber sie haben mir nie wirklich weitergeholfen. Eine richtige Diagnose meines mentalen Zustands gab es nicht. Innerlich fühlte ich mich zerrissen, aber nach außen hin versuchte ich, die

Fassade aufrechtzuerhalten. Später, als ich Hilfe von außen erhielt, wurde mir aber klar, dass ich traumatisiert war. Ich war die ganze Zeit gar nicht ich selbst.

Was von mir erwartet wurde

Auch Partnerschaften waren bisher für mich mehr belastend als unterstützend. Gefühle und Beziehungen zu anderen Menschen wirbeln mich auf. Ich habe immer probiert, alles sehr nüchtern und kalkuliert zu sehen. Das passt aber so gar nicht zu Sexualität und Partnerschaften. Erst seit meiner Therapie betrachte ich dies alles anders. Skin Picking selbst war bei mir nur die Spitze des Eisberges. Es hatte weniger Einfluss auf meine Beziehungen, da ich immer versucht habe, nur Bereiche aufzukratzen, die keiner sieht (meine Kopfhaut). In Beziehungen habe ich bisher immer nur das gemacht, was von mir erwartet wurde – wie damals zu Schul- und Unizeiten. Daher liefen auch meine Beziehungen schnell in die falsche Richtung. An diesem Thema bin ich noch dran. Ich glaube, da gibt es noch einiges zu erkunden.

Beginn mit der Suche nach der Ursache

20 Jahre lang habe ich alles für mich behalten und niemandem davon erzählt. Ich hätte auch gar nicht gewusst, wie ich das erzählen soll, also mit welchen Worten und vor allem wem. Mit dem Erwachsenwerden und dem Wegziehen aus der Heimatstadt kam dann das Gefühl zurück, dass irgendetwas immer noch nicht stimmt. Als ich vor zwei Jahren meine Suche begann, habe ich einer der Autorinnen der Bücher über Skin Picking geschrieben, die auch Therapeutin ist. Und zwar nicht, weil ich in Therapie wollte (ich sah Skin Picking ja als einen Teil von mir), sondern weil ich verstehen wollte, warum ich meine Haut aufkratze. Für mich war das eine rein kognitive Suche. Logisch und kalkulierend. Gefühle hatte ich keine dazu.

Es hat mir geholfen, auf eine Therapeutin zu stoßen, die sich auf Skin Picking konzentriert hat. Aus mir immer noch unerklärlichen Gründen habe ich ihr gleich von Anfang an stark vertraut. Dass sie Traumatherapeutin ist, und was der Begriff überhaupt bedeutet, wusste ich gar nicht, als ich sie anschrieb. Sie war auch die erste und einzige Therapeutin, die ich damals kontaktierte.

Therapiebeginn auf der kognitiven Ebene

Zu meinem Glück war diese Therapeutin in der Lage, mich genau da abzuholen, wo ich war: auf der rein kognitiven Ebene mit 1.000 Fragen und null Verbindung zu meinen Gefühlen und zu mir selbst. Das hat sie wohl wahrgenommen und sich darauf eingelassen. In der Kompakttherapie über ein verlängertes Wochenende sind wir dann bereits nach kurzer Zeit zu einem Punkt gekommen, an dem klar wurde, dass das Skin Picking bei mir eine Ersatzhandlung zur Selbstregulation war. Als wir zusammen diese Erkenntnis erlangt hatten, war auch klar, woran ich nach der Therapie jeden Tag weiterarbeiten musste: zu lernen, auf meine Emotionen, mein Ich zu hören und neue Methoden der Selbstregulation zu trainieren.

Umgang mit Gefühlen neu lernen

Nach der Kompakttherapie habe ich mich gefühlt, als wäre ich wieder ein Kind. Ich musste den Umgang mit meinen Gefühlen ganz neu lernen. Die Außenwelt ist vor und nach der Therapie dieselbe geblieben, aber sie hat sich für mich anders angefühlt. Ich versuche nun, Entscheidungen für mich zu treffen – und nicht, um den Erwartungen der Menschen um mich herum gerecht zu werden. Dies trainiere ich seit nun zwei Jahren und bin immer noch dabei, daher kann ich auch nicht von einer definitiven Heilung sprechen. Ich befinde mich immer mal wieder in dem Zustand, wo ich anfange, meine Haut aufzukratzen. Nach der Kompakttherapie bin ich weiterhin in Kontakt mit meiner Therapeutin geblieben, aber nur sporadisch. Das war sehr hilfreich, denn einige Monate später hatte ich einen großen Rückfall und wusste nicht, was ich machen sollte. Da konnte mir meine Therapeutin sehr gut weiterhelfen.

Wieder in einen ausgeglichenen Zustand kommen

Inzwischen verstehe ich, warum ich in einem bestimmten Moment Skin Picking betreibe. Heutzutage kommt der Druck nicht mehr von der Schule, Uni oder meinen Eltern: Er kommt von mir selbst. Wenn ich mich heutzutage beim Herumkratzen erwische, kann ich ganz klar identifizieren, warum ich das mache. Dann komme ich zu den Methoden zurück, die ich in der Kompakttherapie gelernt habe. Es funktioniert manchmal sehr schnell und einfach, innerhalb von Minuten. Aber manchmal braucht es Tage, bis ich wieder in einem ausgeglichenen Zustand bin und nicht mehr an meiner Haut herumkratze.

Narben erzählen Geschichten

Da ich auch zehn Jahre lang Akne hatte, ist heute kaum auszumachen, welche Narben vom Skin Picking kommen und welche von der Akne. Aber ich habe die folgende Einstellung zu Narben: Sie machen Menschen zu liebevollen und verständnisvollen Wesen. Wenn man auf andere Menschen trifft, die Narben haben, dann haben sie etwas durchgemacht, sie haben etwas zu erzählen. Narben machen einen zu etwas Besonderem. Und Menschen lieben andere Menschen nicht dafür, wie perfekt sie sind, sondern immer für die Imperfektionen. Man muss halt nur die richtigen Menschen treffen, die die Imperfektionen lieben lernen. Und bis man diese findet, gilt es all jene links liegen zu lassen, die einem kein positives Gefühl geben können oder wollen.

Ich lerne weiter

Hundertprozentig geheilt bin ich nicht. Es bleibt ein Weg des Lernens. Auch wenn ich es mir wünschen würde, irgendwann sagen zu können, dass ich gar nicht mehr an meiner Haut rumarbeite: Ich bin jetzt schon glücklich über die Erkenntnis, wer ich bin. Derzeit probiere ich im Alltag, mein ICH zu zeigen. Wenn ich das schaffe, dann werde ich nicht mehr an meiner Haut rumarbeiten, daran glaube ich fest. Daher ist das Ziel nicht, Skin Picking loszuwerden, sondern: mein wahres Ich zu zeigen und auch anderen dies klar kommunizieren zu können.

Ständige Suche nach Antworten

Ich habe einen großen inneren Drang, verstehen zu wollen, warum ich etwas mache. Ich will mich stets weiterentwickeln, suche nach neuen Antworten und kann das, was derzeit ist, nicht akzeptieren. Das hat den Ausschlag gegeben, mich um die Heilung zu kümmern. Andererseits bedeutet dieser Charakterzug aber auch, dass ich selten wirklich ganz zur Ruhe komme. Daran will ich noch arbeiten.

Skin Picking als Indikator

Inzwischen benutze ich Skin Picking als Indikator, wie es meinen Emotionen und meinen Gefühlen geht. Wenn ich wieder an der Haut rumarbeite, weiß ich, dass ich nicht klar kommuniziert habe, wer ich bin. Dann habe ich es wieder mal akzeptiert, dass andere mit der Dampfwalze über mich hinweggefahren sind. Sobald ich mich dabei erwische, an der Haut rumzuarbeiten, überlege ich mir deshalb, was ich machen kann, damit ich mich besser fühle:

1. Den Leuten sagen, was ich fühle oder dass ich mich schlecht fühle, wenn sie so mit mir umgehen.

2. Versuchen, es hinter mir zu lassen, indem ich Sport mache oder mich mit Freund:innen oder der Familie treffe. Frei nach dem Motto: Love it, leave it or change it. Klingt einfach. Ist aber oft ziemlich schwierig.

Gehe auf die Suche!

Ich weiß nicht, ob ich anderen Betroffenen gute Tipps geben kann. Aus meiner Sicht war der Start des Heilungsprozesses mit der Überwindung eines inneren Zustands verbunden. Dieser Zustand ist vielleicht vergleichbar mit einer Art Schmerz. Diesen tief in mir liegenden Schmerz hätte ich niemals allein ausbuddeln können. Daher war es für mich wichtig, jemanden zu haben, dem ich vertrauen konnte und der mit mir diesen Schmerz finden und auflösen wollte.
Es lohnt sich, eine Person zu suchen, der man wirklich vertrauen will und der man auch zutraut, einem zu helfen. Ich wünsche jedem von Skin Picking Betroffenen, aber auch jedem, der eine innere Zerrissenheit fühlt, dass er jemanden findet, der wirklich helfen kann.

Kommentar von Christina Gallinat

Kaum etwas verursacht so viel Druck wie die Angst, Ansprüchen und Erwartungen nicht zu genügen – egal, ob gesellschaftliche, familiäre oder die eigenen Erwartungen, die nicht selten auch nur ein Konglomerat fremder Erwartungen sind, die unbewusst verinnerlicht wurden. Überforderung, Leistungserwartungen und das Gefühl, jemand anderes sein zu müssen, erzeugen ungeheure Anspannung. So erging es auch Marten, als das Skin Picking während seiner Schulzeit begann und zu einem festen Teil seines Alltags wurde.

Skin Picking wird oft als Ventil bezeichnet – was nichts anderes bedeutet, als dass es den meisten Betroffenen dabei hilft, mit Gefühlen und innerem Druck umzugehen. Es ist eine Möglichkeit, Anspannung abzubauen, auch wenn es langfristig negative Konsequenzen hat. Je mehr Stress, desto mehr Skin Picking – so geht es vielen Betroffenen, die für sich noch keine anderen Wege gefunden haben, mit der Anspannung umzugehen. Wenn das Bearbeiten der eigenen Haut zur gewohnten Strategie zum Abbau von Anspannung und zum Umgang mit Gefühlen geworden ist, lässt sich das Verhalten nicht einfach stoppen, ohne dass eine Alternative dafür bereitsteht.

Als Marten sich für seine Familie gezwungen hat, seine Nagelhaut nicht mehr zu bearbeiten, verlagerte sich das Verhalten nur und er begann, stattdessen seinen Rücken und später seine Kopfhaut aufzukratzen. Er brauchte das Verhalten, um sich selbst regulieren zu können. Betroffenen wird oft gesagt, sie sollten das Verhalten „einfach lassen". Diese Aussage bekommen sie von Familienmitgliedern, Ärzt:innen und nicht zuletzt von sich selbst zu hören. Aber jeder Mensch braucht Wege, um sich zu entspannen und sich selbst zu beruhigen – auf irgendeine Weise mit Anspannung und Gefühlen umgehen zu können, ist überlebenswichtig.

Daher ist es nicht nur unglaublich schwer, sich selbst ein Verhalten „wegzunehmen", dessen Funktion man so dringend braucht. Es ist auch mit dem Risiko verbunden, dass sich andere (oft schädliche) Verhaltensweisen entwickeln, die eine ähnliche Wirkung haben. Um sich vom Skin Picking zu lösen, braucht man also neue Wege, um mit sich selbst, seiner Anspannung und vor allem seinen Gefühlen umzugehen. So hat auch Marten mithilfe seiner Therapeutin gelernt, die eigenen Emotionen im ersten Schritt besser wahrzunehmen und dann auch andere Methoden einzusetzen, um sie zu regulieren.

Es gibt leider kein schnell zu erlernendes Patentrezept zum Umgang mit Gefühlen. Jede:r muss hier eigene neue Wege finden und dafür braucht es vor allem auch Geduld. Denn unsere gewohnte Art, mit unseren Gefühlen umzugehen, ist ziemlich alt und hat sich gut eingeschliffen. Das heißt aber nicht, dass sich daran nichts ändern lässt. Im Gegenteil! Es gibt sehr viele Dinge, die man ausprobieren und mit denen man sich selbst gut unterstützen kann:

1. *Für genügend Schlaf, gesunde Ernährung und Bewegung sorgen, um Stimmungsschwankungen vorzubeugen und die allgemeine Stabilität zu fördern*
2. *Atem- und Entspannungsübungen (zum Beispiel Progressive Muskelentspannung, Autogenes Training, Qi Gong oder Yoga) machen*
3. *Über seine Gefühle schreiben (Tagebuch schreiben, therapeutisches Schreiben)*
4. *Mit anderen über die eigenen Gefühle sprechen*

Bei starker Anspannung:

5. *Die Sinne stimulieren („Skills"): etwas sehr Scharfes oder Saures essen, kaltes Wasser über die Handgelenke laufen lassen, Gummiband am Handgelenk schnalzen lassen*
6. *Sich bewegen (zum Beispiel „Hampelmann"), Sport machen, die Muskeln dehnen, um überschüssige Energie zu verbrauchen*

Um den eigenen gewohnten Umgang mit Anspannung und Gefühlen zu ändern, braucht es oft auch Unterstützung von außen, zum Beispiel im Rahmen einer Psychotherapie. Die Auseinandersetzung mit den eigenen Emotionen kann – je nach Biografie – sehr schmerzhaft und überfordernd sein. Nicht selten geht es erst einmal darum, die eigenen Gefühle überhaupt wahrzunehmen. Allein das kann schon eine große Hürde sein. Denn wenn jemand gelernt hat, seine Gefühle nicht zu spüren, hat das gute Gründe, die viel damit zu tun haben, sich selbst zu schützen. Für solche Themen ist es wichtig, sich professionelle Unterstützung zu suchen.

Wichtig ist an dieser Stelle auch: Emotionen sind nicht nur dazu da, um reguliert zu werden. Sie haben auch immer eine Botschaft für uns und dienen uns als Kompass dafür, was wir wirklich wollen und was nicht. Sie zeigen uns, wohin es uns zieht, und lassen uns spüren, wenn unsere Grenzen verletzt werden. Dadurch, dass Marten seine Gefühle und sich selbst jetzt besser wahrnehmen kann, ist es ihm auch möglich, Entscheidungen für sich zu treffen und nicht mehr nur den Erwartungen anderer zu folgen.

Auch für Marten ist Skin Picking zu einem Indikator für seinen Gefühlszustand geworden – wird es mehr, zeigt es ihm an, dass etwas aus dem Gleichgewicht gekommen ist, zum Beispiel, dass er sich selbst wieder viel Druck macht. Häufig hat es bei ihm aber auch damit zu tun, dass er seine Grenzen anderen gegenüber nicht gewahrt hat. Umso wichtiger ist es heute für Marten, seine Gefühle klar zu kommunizieren und sich selbst zu zeigen. Im Gegensatz zu früher, als fremde Erwartungen Druck in Marten erzeugt haben, fließt jetzt auch etwas hinaus – Gefühle dürfen ausgesprochen werden, externe Ansprüche dürfen zurückgedrängt werden. Heute entscheidet Marten selbst, was zu ihm gehört und was nicht. Damit hat er ein großes Stück Freiheit und einen wichtigen Zugang zu mehr Balance gefunden.

Obwohl die Forschung zur Entstehung von Skin Picking noch in den Kinderschuhen steckt, zeigt sich über verschiedene Studien hinweg, dass es bei vielen Betroffenen der Regulation von Gefühlen, Stress und Anspannung dient.[7] *Darüber hinaus weisen Studien darauf hin, dass viele Betroffene verstärkt Schwierigkeiten bei der Emotions-*

7 Roberts, S., O'Connor, K. & Bélanger, C. (2013). Emotion regulation and other psychological models for body-focused repetitive behaviors. Clinical Psychology Review, 33(6), 745–762. doi: 10.1016/j.cpr.2013.05.004.

regulation erkennen lassen und zusätzlich eine erhöhte emotionale Reaktivität aufweisen, also eine verstärkte Tendenz zum Erleben emotionaler Reaktionen.[8]

6. Lea (21): Symptom meiner Traumata

So richtig geheilt bin ich nicht, da ist noch Luft nach oben. Ich bearbeite meine Haut nach wie vor in sehr stressigen Zeiten. Wenn es mir gut geht, ist Skin Picking kein Thema mehr – und selbst in stressigen Zeiten nur dann, wenn ich nicht gut auf mich achte, mir keine Zeit für mich nehme, mich selbst etwas überschätze.

Von der Mutter „gelernt"

Als ich in der vierten oder fünften Klasse war, fing Skin Picking bei mir an. Schon in der sechsten Klasse habe ich aktiv versucht, es zu unterlassen. Da müsste ich dann so zehn bis elf Jahre alt gewesen sein. Als Kind habe ich einige Jahre an meinen Haaren herumgekaut und diese dann auch teilweise gegessen, irgendwann hat das allerdings wieder aufgehört. In dieser Zeit sagte meine Mutter oft, dass ich das nicht machen soll, denn es könne schwerwiegende Folgen für Magen und Darm haben. Irgendwann habe ich dann so kleine Pickelchen und Erhöhungen an den Armen bekommen. Die hat meine Mutter dann ab und zu „ausgedrückt". Teilweise hat das dann ganz schön wehgetan,

8 Snorrason, I., Smári, J. & Ólafsson, R. P. (2010). Emotion regulation in pathological skin picking: Findings from a non-treatment seeking sample. Journal of Behavior Therapy and Experimental Psychiatry, 41(3), 238–245. doi: 10.1016/j.jbtep.2010.01.009; Wabnegger, A., Übel, S., Suchar, G. & Schienle, A. (2018). Increased emotional reactivity to affective pictures in patients with skin-picking disorder: Evidence from functional magnetic resonance imaging. Behavioural Brain Research, 336, 151–155.

dann hat sie auch nicht gleich aufgehört, weil: Wenn noch etwas drin ist, dann verheilt es ja nicht gut.

Irgendwann habe ich dann selbst damit angefangen, meine Mutter hat damit aufgehört, mich auch irgendwann ermahnt, dass ich das doch lassen soll. Vor eineinhalb Jahren habe ich dann von ihr erfahren, dass sie als Jugendliche / junge Erwachsene an ihrem Rücken und an ihren Schultern exzessiv herumgedrückt hat.

Scham und Selbstekel

Wegen des Skin Pickings habe ich mich vor mir selbst geekelt. Ich fand mich nicht schön, habe mich als Versagerin gefühlt, weil ich einfach nicht damit aufhören konnte. Für meine Wunden und Narben habe ich mich geschämt. Ich bearbeite vor allem meine Arme, deswegen habe ich immer „alle anderen“ beneidet, die schöne Arme hatten.

Auch auf körperliche Nähe hatte das Skin Picking einen Einfluss: Ich mochte es nicht so gerne, wenn mir jemand über meine vernarbten oder verkrusteten Körperstellen streichelte. Ich habe die Stellen schon immer etwas verstecken wollen, aber mittlerweile ist es mir eigentlich echt egal. Auf meine Sexualität oder Beziehungen hatte Skin Picking eigentlich keinen Einfluss.

Belastende Familiensituation

Richtig schlimm wurde es während des Abiturs. Kurz danach kam dann die Ehekrise meiner Eltern mit andauernden Suizidandrohungen meines Vaters. Ich war mittendrin, war „beste Freundin“ meiner Mutter: Sie hat sich bei mir ausgeheult, ich habe sie „beraten“. Letztlich habe ich die Verantwortung für meine Eltern übernommen, aber vor allem für das Leben meines Vaters. Ein Jahr später hat dann auch meine Mutter Suizid angedroht. Und ich habe auch sexualisierte Gewalt erlebt und andere Kindheitstraumata davongetragen. Skin Picking habe ich auch betrieben, um die Gefühle und Erinnerungen zu verdrängen, die damit verbunden sind.

In den Zeiten, als es mir sehr, sehr schlecht ging, war Skin Picking wiederum meist gar kein Thema. Es gab auch immer mal wieder schwächere Phasen. Teilweise habe ich drei bis vier Wochen gar kein oder nur sehr wenig Skin Picking betrieben. Seit ich zum Studieren von zu Hause ausgezogen bin, hat sich auf jeden Fall vieles zum Besseren gewendet.

Darüber sprechen

Die Dinge änderten sich noch mehr, als mein damaliger Freund erfahren hatte, dass er selbst von Skin Picking betroffen war. Damals waren wir ein Dreivierteljahr zusammen. Vor einem Jahr habe ich mit einer Traumatherapie begonnen. Da war Skin Picking auch ein Thema. Meine Mutter hat es erfahren, weil sie heimlich mein Notizbuch gelesen hat. Dadurch wusste sie dann auch, dass das Ganze einen Namen hat und es sich um eine Krankheit handelt. Nachdem ich eine Woche in Kompakttherapie gewesen war, habe ich auch meinem großen Bruder und dessen Freundin davon erzählt, genauso meiner Oma und einem guten Kumpel.

Entspannung gegen Übererregung

Vor meiner Therapie habe ich einiges probiert, was allerdings nicht auf lange Zeit funktioniert hat: zum Beispiel Habit Reversal Training und „Slow Motion“. Ich mache nur dann Skin Picking, wenn ich übererregt bin. Deshalb hilft mir alles, was mich wieder entspannt: Yoga, Meditation, Igelbälle während Vorlesungen, langsames Spazierengehen, sich spüren durch eigene Massage, ruhige tiefe Atemzüge, auf mich achten, genügend Schlaf, genügend Essen und Trinken, Zeit für mich nehmen und sehr viel Selbstfürsorge betreiben, Routinen etablieren, um die Zeit im Badezimmer zu verkürzen.

Skin Picking ist Teil meiner Heilung

Meine Sichtweise auf Skin Picking hat sich geändert. Ich sehe es nicht mehr als Feind an, sondern als Teil meiner Heilung von meinem schweren Trauma. Ich würde mich nicht als geheilt betrachten, aber ich stecke auf jeden Fall gerade mitten in der Heilung. Und ich bin davon überzeugt, dass auch das Skin Picking damit gehen darf, weil ich es nicht mehr benötige, um zu überleben. Natürlich wird es wieder stressige und schlimme Phasen und Situationen in meinem Leben geben und vielleicht wird da Skin Picking noch mal eine Rolle spielen, aber das ist okay so. Ich weiß: Wenn ich gut für mich sorge und auf mich achte, spielt Skin Picking überhaupt keine Rolle mehr in meinem Leben.

Durch die Therapie habe ich einen ganz anderen Blickwinkel bekommen. Ausschlaggebend war und ist für mich vor allem, dass ich Skin Picking als Symptom meiner Traumata betrachte. Es zeigt mir, wo noch Heilung notwendig ist. Mittlerweile weiß ich auch immer im Nachhinein, warum es zu einer Episode kam. Meist habe ich meine Übererregung (ausgelöst durch irgendeinen Trigger) mal wieder ignoriert oder auch nicht bemerkt. Dann konnte ich mich nicht rechtzeitig wieder runterregulieren, und das führte zu Skin Picking.

Heilung braucht Zeit

Seit meiner Kompakttherapie macht mir Skin Picking kaum noch etwas aus, weil ich einen ganz anderen Blickwinkel auf mein Verhalten habe. Es ist noch ein kleiner Teil von mir, aber es macht mich nicht aus. Es darf da sein, wenn es gar keine andere Möglichkeit gibt, um eine Situation oder Lebensphase zu überstehen. Ich habe auch Narben vom Skin Picking, aber ich weiß, dass sie mit der Zeit verschwinden werden. Heilung braucht eben auch Zeit. Seit ein paar Monaten geht es mir auch allgemein deutlich besser und seitdem hat sich auch das Skin Picking noch mal deutlich reduziert.

Traut euch!

Die beste Entscheidung meines Lebens war auf jeden Fall, in Traumatherapie zu gehen, eine Therapeutin zu finden, die einfach zu mir passt und mich vollkommen verstehen kann. Traut euch und sucht eine Person, bei der ihr eine Therapie durchführen möchtet, tauscht euch mit anderen Betroffenen aus. Und vergesst nie, dass Skin Picking euch als Menschen nicht ausmacht.

Kommentar von Christina Gallinat

Leas Geschichte zeigt, welchen Unterschied die richtige Perspektive auf das eigene Skin Picking macht. Und dass Heilung keine Tür ist, sondern ein Weg, der Schritt für Schritt gegangen werden will.

In ihrer Jugendzeit und auch später litt Lea sehr unter dem Skin Picking: Sie fühlte sich nicht attraktiv, machte sich selbst Vorwürfe wegen des Verhaltens und schämte sich sehr für die sichtbaren Folgen auf ihrer Haut. Sehr viel besser wurde es erst, als Lea von zu Hause auszog und ihre eigenen Wege abseits der belastenden Familiensituation ging.

Eine große Veränderung ergab sich dadurch, dass Skin Picking plötzlich zu einem Thema werden konnte, über das gesprochen wurde. Sowohl bei ihrem damaligen Freund als auch in ihrer Familie und in der neu begonnenen Kompakttherapie konnte sich Lea öffnen und ging damit einen der wichtigsten Schritte, um besser mit ihrem Skin Picking umgehen zu können. Denn Scham wird gerade dadurch genährt, dass aus Angst vor Ablehnung nicht über die schambesetzten Themen gesprochen wird. Demgegenüber schrumpfen Schamgefühle durch die Erfahrung, sich jemandem zu öffnen und Verständnis zu finden (siehe den Kommentar zu Katharinas Geschichte, Seite 44 ff.). Über das Skin Picking sprechen zu können, ist ein großer Schritt in Richtung Heilung, da das mit Skin Picking verbundene Schamerleben extrem belastend ist. Scham ist nicht nur mit Angst vor Ablehnung, Einsamkeit und einem negativen Selbstbild verbunden, sondern führt auch dazu, dass sich Menschen mit Skin Picking von bestimmten Aktivitäten zurückziehen. Von Schwimmbadbesuchen bis hin zu Betriebsausflügen im Sommer kann das vieles betreffen. So ist leicht vorstellbar, wie heilsam und befreiend der Abbau von Scham bei Betroffenen mit Skin Picking wirkt. Das beschreibt auch Lea: Ihr ist es heutzutage egal, wenn jemand die in Mitleidenschaft gezogene Haut sieht. Sie versteckt sich nicht mehr.

Durch die Traumatherapie hat Lea gelernt, ihr Skin Picking und vor allem dessen Ursachen und Funktionen besser zu verstehen. Damit hat sich Leas Perspektive auf das Verhalten vollkommen geändert: Sie hat Skin Picking als Teil ihres Heilungsweges akzeptieren können und weiß, dass es irgendwann gar keine Rolle mehr spielen wird, wenn sie es nicht mehr benötigt.

Gleichzeitig hat Lea viele Wege gefunden, um besser mit dem Skin Picking umzugehen – und auch mit der Übererregung, durch die es bei ihr verursacht wird. Dazu gehören vor allem Methoden, um Anspannung zu regulieren und den Körper im Gleichgewicht zu halten, sowie die übergeordnete Intention, gut für sich selbst zu sorgen.

Lea sagt von sich selbst, dass sie noch nicht richtig geheilt ist und doch macht ihr das Skin Picking „kaum noch etwas aus“, weil sie nun „einen ganz anderen Blickwinkel“ auf ihr Verhalten hat. Und das ist ein großartiges Beispiel dafür, dass Heilung mehr ist, als einfach nur seine Haut nicht mehr zu bearbeiten. Das reine Verhalten sagt oft nicht viel aus. Obwohl das Skin Picking noch nicht ganz verschwunden ist, hat sich Lea doch in gewisser Weise davon befreit. Denn sie hat Scham und Selbstvorwürfe hinter sich gelassen und sie gegen Akzeptanz und Selbstfürsorge eingetauscht. Lea akzeptiert, dass das Verhalten im Moment noch eine Daseinsberechtigung hat, und gibt sich selbst Zeit und Raum, um weiter zu heilen, denn sie weiß, sie ist noch so viel mehr. Das Skin Picking definiert sie nicht.

7. Miriam* (32): Der Fortschritt kam unbemerkt

In den letzten Monaten hatte ich noch oft das Gefühl, in Bezug auf mein Skin Picking nicht geheilt zu sein. Zwar einen großen Schritt weiter, aber noch nicht geheilt. Letzte Woche Dienstag sind mir dann alte Fotos von mir in die Hände gefallen, die gut zwei Jahre alt sind. Auf den Fotos ist meine Haut im Gesicht voller dunkler Flecken, frischen Narben, alten Narben, entzündeten Hautstellen. Trotzdem war es für diese Zeit keine schlechte Haut; immerhin waren keine offenen Wunden zu sehen. Zum Vergleich habe ich mein Gesicht letzte Woche Dienstag fotografiert. Zwei Jahre später sind keine dunklen Narben mehr in meinem Gesicht, kein Pickel, keine Entzündung.

Immer noch ein kritischer Blick

Wie groß der Unterschied ist, war mir bis dahin nicht aufgefallen. Ich sehe meine Haut an vielen Tagen immer noch schlechter, als sie ist. Bisher habe ich nicht vollkommen aufgehört, meine Haut kritisch zu betrachten, kleine Hautunreinheiten zu fixieren oder an Erhebungen oder Pickeln herumzudrücken. Manchmal bin ich gestresst, manchmal langweile ich mich, manchmal fehlt mir am Schreibtisch Bewegung. Trotzdem würde ich sagen, dass ich fast geheilt bin.

Skin Picking als mein Radar

Noch vor zwei Jahren hätte ich es niemals für möglich gehalten, dass meine Haut so aussehen könnte, wie sie heute aussieht. Natürlich sind da einige Narben, aber sie verheilen mehr und mehr. Ich bin noch nicht frei von Skin Picking. Aber bis vor wenigen Monaten war Skin Picking immer präsent, fast zu jeder Tageszeit, fast in jeder Situation. Ein permanentes Grundrauschen in meinem Alltag. Im Moment ist es ab und an da, manchmal tagelang nicht. Es ist jetzt oft mein Radar, dass gerade etwas nicht stimmt, ich nicht gut versorgt bin, ich für mich einstehen muss. Bemerke ich mein Skin Picking und was dahinter liegt, dann hilft es mir, aufmerksamer für mich zu sorgen, mir selbst gegenüber achtsam zu sein und eben nicht alles „wegzudrücken".

Quälende Langeweile

Skin Picking habe ich seit meiner Kindheit. Ich erinnere mich, wie ich im Alter von fünf, sechs Jahren immer meine Mückenstiche aufgekratzt habe, bis sie bluteten. Jeden Mückenstich, jede Kruste habe ich bearbeitet. Ich empfand es als beruhigend, wenn ich das Blut sehen konnte. Ich weiß noch, wie ich mich mit einer Grundschulfreundin darüber unterhielt, der es ähnlich ging und die es ebenfalls spannend und faszinierend fand, wenn das Blut aus der Haut trat. In den Situationen war ich oft allein – im Nachhinein würde ich sagen, dass ich in den Augenblicken einsam war. Ich musste mich als Kind oft mit mir und aus mir heraus beschäftigen. Oft ist mir das gelungen, aber nicht immer. Dann hat mir die Anregung gefehlt, dann war die Langeweile, die angeblich kreativ macht, zu groß. Die Situationen waren oft einsam und öde.

Sprüche, die mir Angst machten

Außerdem habe ich sehr schlimm an den Fingernägeln gekaut. Das war auch immer wieder Thema: Erwachsene, die mir gesagt haben, dass ich damit aufhören soll. Meine Oma meinte dann immer, ich würde breite und hässliche Fingernägel bekommen, und zeigte ihre sehr gepflegten und feinen Fingernägel. Ich habe immer wieder versucht, mit dem Nägelkauen aufzuhören, aber es nie ganz geschafft. Heute kaue ich so selten und so wenig, dass es mich gar nicht mehr stört. Meine Hände und Fingernägel sind gepflegt. Als Kind und Jugendliche war es aber eine schwierige Erfahrung, nicht aufhören zu können. Wobei ich es auch gar nicht wollte: Mich selbst hat das Nägelkauen nie gestört. Vielmehr war es das Bild, das andere – und vor allem Erwachsene – damit verbanden: dass ich willensschwach und undiszipliniert sei.

Mutter als negatives Vorbild

Klassisches Skin Picking kam bei mir mit den Hautunreinheiten in der Pubertät. Ich hatte da fast ein bisschen darauf gewartet. Als Kind hatte ich immer schon meine Mutter vor dem Spiegel gesehen, wie sie ihre Haut inspizierte und unsichtbare Hautunreinheiten ausdrückte. Wenn ich sie dabei beobachtete, reagierte meine Mutter, als hätte ich da etwas Verbotenes beobachtet, das mich als Kind nichts angeht. Irgendwie habe ich daraus geschlossen, dass man das als erwachsener Mensch macht und es etwas Besonderes ist, was Kinder nicht dürfen.

Bis es blutete

Das Skin Picking in meiner Pubertät wurde sehr schnell sehr schlimm. Pickel drückte ich aus, bis sie bluteten. Oft hatte ich Talgunterlagerungen unter den Pickeln und drückte so lange, bis jedes bisschen Talg raus war – auch mit Nadeln und Pinzetten. Manchmal war ich stundenlang im Bad, und ich hatte sehr oft Wunden im Gesicht. Viele in meinem Umfeld hielten das für eine Pubertätserscheinung. Fast alle meine Familienmitglieder drücken ihre Pickel (oder was sie dafür halten) aus. Ab und an wurde ich darauf hingewiesen, dass starkes Ausdrücken zur Narbenbildung führt. Mehr wurde nicht thematisiert, wahrscheinlich weil sie davon ausgingen, dass es schon besser wird, wenn es mit meiner Haut bergauf geht. Hautärztinnen und -ärzte waren zu der Zeit auch keine Hilfe, ich hörte – wenn überhaupt etwas – nur den Kommentar, dass ich nicht an meiner Haut herumdrücken soll.

Einsamkeit und Stress

Wenn ich zurückdenke, ähnelten sich die Situationen aus der Kindheit und der Pubertät. Auch in der Pubertät war ich in diesen Momenten einsam, wusste mich nicht gut mit mir zu beschäftigen. Hinzu kam die Funktion des Stressabbaus. Bei den stundenlangen Sessions im Badezimmer konnte ich nachdenken und grübeln, während ich meine Haut blutig drückte. Das beruhigte mich und gab den Grübeleien ein Ziel. Außerdem fing ich an, eingewachsene Haare auszudrücken. Es verschaffte mir ein besonderes Gefühl der Befriedigung, wenn ein schwarzes Haar mit herauskam. Außerdem drückte ich entstehende Rasierpickel aus.

Was ich damals schlimm fand, waren Pickel an den Oberarmen. Ich selbst hatte zwar keine, aber ich hatte das bei anderen Frauen gesehen, und ich wollte auf keinen Fall solche Oberarme haben. Als ich nach dem Abitur von zu Hause auszog, fing ich an, Talgdrüsen an den Oberarmen und verstärkt Haarwurzeln an den Beinen auszudrücken.

Abwertende Sprüche in der Familie

Als ich mit zunehmendem Alter und eigentlich besser werdender Haut mit dem Skin Picking nicht aufhören konnte, wurde das auch in der Familie zunehmend kommentiert, allerdings nie liebevoll oder achtsam. Ich war wieder zu undiszipliniert, damit aufzuhören, und wurde immer wieder stark dafür abgewertet. Meine Mutter, die mir ihr eigenes Skin Picking ja wohl vererbt hat, war da keine Ausnahme. Ich müsste das doch mal aufhören, warum ich denn immer noch an meiner Haut rumdrücken würde, das würde mir doch so schlimme Wunden machen, ich sähe doch so schlimm damit aus.

Ich bin nie gefragt worden, wie es mir geht, woher das kommt. Meine große Schwester hat mir mal erzählt, dass sie immer Skin-Picking-Anfälle hatte, wenn sie zu unseren Eltern fuhr und sie sich dann Pickel aufkratzte, die gar nicht da waren. Ihr hat dann wohl geholfen, sich die Augenbrauen sehr gründlich zu zupfen.

Viele erfolglose Versuche, es allein zu schaffen

Bei mir war es nicht so einfach. Mein Skin Picking war manchmal besser, manchmal schlechter. Aber aufhören konnte ich nie so richtig. Ich habe immer wieder Anläufe gemacht, über Jahre hinweg, und es trotzdem nicht geschafft. Stundenlang habe ich an meiner Haut herummanipuliert, an meinen Armen, meinen Beinen, meinem Dekolleté, dem Hals, dem Gesicht. Ich dachte lange Zeit, dass ich damit allein bin, dass andere Leute zwar auch Pickel ausdrücken, aber nicht so wie ich. Und auch in meiner Familie war ich ja die Schlimmste. Mit Anfang 20 saß ich dann in der Bahn das erste Mal einer jungen Frau gegenüber, die im Gesicht so Wunden hatte wie ich, und dachte mir: Die hat das auch!

Ich schob es vor mir her

Dass das Phänomen Skin Picking heißt, weiß ich vielleicht seit knapp zehn Jahren. Es war erleichternd zu wissen, dass das Ganze einen Namen hat, dass ich nicht allein damit bin. Gleichzeitig hieß das aber auch, dass ich etwas dagegen tun kann und irgendwann auch muss. Ich habe das lange vor mir hergeschoben, und vielen meiner Freundinnen und Freunde war nicht klar, dass ich unter dem Zustand meiner Haut leide. Ich habe mich nie geschminkt und hatte für mich akzeptiert, dass meine Haut so ist, wie sie ist. Mit den Jahren ist das Skin Picking immer schlimmer geworden. Ich dachte, es verbessere sich, wenn meine Haut besser wird – aber meine Haut wurde nicht besser. Ich habe Unmengen von Pflegeprodukten ausprobiert. Zur Kosmetikerin habe ich mich irgendwann nicht mehr getraut, ich konnte den Vorwurf nicht mehr hören. Besonders dieses Unverständnis bei Folgeterminen, dass ich nicht einfach aufgehört hatte, an meine Haut zu gehen. Trotzdem hatte ich immer den Wunsch nach einer gesunden, reinen Haut. Ich habe davon geträumt, wie ich mit dem Skin Picking aufhöre, und dann meine Narben behandeln lasse. Nächtelang habe ich in Foren zu Erfahrungen mit Narbenbehandlung gelesen und es trotzdem nie länger als zwei, drei Tage geschafft, meine Haut in Ruhe zu lassen.

Verstärker: existenzieller Stress

Irgendwann war mir klar, dass es nicht an fehlender Motivation liegt. Ich wollte einen gesunden Umgang mit meiner Haut finden, aber ich wusste nicht, wie. Zur Selbsthilfegruppe habe ich mich nicht getraut, so schlimm war es bei mir doch nicht. Während meiner Abschlussarbeit wurde mein Skin Picking immer schlimmer; oft verbrachte ich zwei Stunden im Bad vor dem Spiegel, bevor ich an den Schreibtisch ging. Gleichzeitig hatte ich einen hohen existenziellen Stress, weil mein Vater eine neue Freundin kennengelernt hatte und immer wieder drohte, mir die Finanzierung für mein Studium zu streichen. Irgendwann war meine Haut so entzündet, dass meine linke Gesichtshälfte anschwoll und ich in die Notaufnahme musste, weil es natürlich an einem Wochenende war. Schon vorher hatte ich mich bei der Knibbelstopp-Studie angemeldet, ein bisschen damit gearbeitet und versucht, mein Skin Picking zu verstehen. Dabei hatte ich festgestellt, dass ich bewusst und fokussiert knibble, aus Unterforderung und aus Überforderung.

In Skin-Picking-Momenten habe ich mich oft taub gefühlt. Die Verletzungen, die ich meiner Haut zugeführt habe, habe ich nicht gespürt. Die Wunden danach oft auch nicht. Ich habe noch zwei Jahre weiter versucht, mein Knibbeln allein in den Griff zu bekommen, und es nicht geschafft.

Ich will ein gutes Vorbild sein

Vor einem Jahr bin ich dann in die Selbsthilfegruppe Köln gegangen. Ausschlaggebend war, dass ein Kind, das ich betreute, schlimmes Skin Picking entwickelte und auch nicht allein aufhören konnte. Ich wollte ein gutes Vorbild sein. Die Vorstellung, dass mein Skin Picking sich sozial weitervererbt und als Lösung für ein inneres unangenehmes Gefühl übernommen wird, war furchtbar für mich. Und vor allem wollte ich nicht darüber schweigen, ich wollte sagen: „Guck mal, ich hab auch Skin Picking und ich kann was dagegen tun. Es kann zum Beispiel kommen, wenn man Gefühle nicht fühlen möchte oder wenn einem zu langweilig ist."

Endlich: eine verständnisvolle Kosmetikerin

Neben der Selbsthilfegruppe habe ich eine Kosmetikerin gefunden, die sich mit Skin Picking auskennt, um die psychische Problematik weiß und auch, dass ich damit nicht einfach aufhören kann. Sie erwartet das auch nicht, hat mich allerdings auch noch mal an die Selbsthilfegruppe verwiesen. Außerdem habe ich eine Psychotherapie angefangen.

Den Teufelskreis unterbrechen

Für mich war die Lösung, den Teufelskreis Skin Picking überall da anzugehen, wo es mir möglich war. Dazu gehören Fidget Toys[9], angenehme Reize bei Unterstimulation, ausreichend Bewegung, eine gute Beschäftigung mit meinen Gefühlen, meinen Grenzen und Stück für Stück das Wahrnehmen unangenehmer Gefühle, die ich lange weggedrückt habe. Mir hat es auch geholfen, mit meinen Freund:innen und

---

9 Ein Fidget Toy (dt. „Zappel-Spielzeug") ist ein kleiner Gegenstand, der für angenehme, aber zwecklose manuelle Aktivitäten genutzt wird.

meinem Partner darüber zu reden und mich zu erklären. Mir hilft auch das Sprechen und Zuhören in der Selbsthilfegruppe sehr, weil nicht verurteilt, sondern verstanden wird und weil der wertschätzende Blick auf die anderen mir geholfen hat, diesen Blick auf mich selbst zu lenken.

Was dahinter liegt

Ein wichtiger Moment war, als mir klar geworden ist, dass viele Gefühle, vor allem von Schuld und Scham, die ich mit dem Skin Picking verbinde, gar nicht an das Skin Picking selbst gekoppelt sind – sondern an Ereignisse, die hinter dem Skin Picking liegen. Als Kind habe ich Formen sexualisierter Übergriffe erfahren, hinsichtlich derer mir lange nicht klar war, wie furchtbar diese für mich waren, wie viel Scham ich dabei empfunden, wie schuldig ich mich gefühlt habe. Für mich galt lange, dass andere Menschen viel schlimmere Dinge erleben, und dass das, was ich erlebt habe, ja gar nicht so schlimm war. Ich bin jetzt an dem Punkt, dass ich anerkennen kann, wie furchtbar es für mich war. Hier möchte ich hinzufügen: Ich musste wirklich bereit (und stabil genug) sein, die Problematiken hinter dem Skin Picking anzugehen. Das wäre ich zu einem früheren Zeitpunkt nicht gewesen – und habe es bei anderen Aspekten auch noch nicht gemacht. Gerade bei traumaassoziierten Themen finde ich es wichtig, langsam vorzugehen.

Mich aus Skin-Picking-Momenten herausholen

Was als Skin Picking noch geblieben ist: die Momente, in denen ich mich einsam und unterfordert fühle und in denen ich mich mit dem Skin Picking beruhige. Manchmal stört mich auch ein Pickel. Ich kann allerdings diese Phasen sehr gut unterbrechen und mich selbst aus diesen Momenten herausholen: mit Hilfsmitteln wie Akupressur-

Ringen[10], Zeichnungen oder indem ich mich frage, wie es mir geht und was ich gerade brauche. Früher waren stärkere Attacken oft traumaassoziiert. In dem Fall arbeite ich allerdings nicht dagegen an, die Kraft habe ich dann nicht. Ich brauche das Skin Picking in dem Moment auch, um mich zu sichern. Was dann hilft, ist, die Ereignisse für mich in nicht akuten Situationen anzuerkennen und in meinem Tempo in der Therapie darüber zu reden. Ich bin gespannt, wie mein Skin Picking sich entwickeln wird, wenn ich diese Erlebnisse durchgearbeitet habe: ob ich dann aufhöre, „neben mir stehend" vor dem Spiegel zu stehen und mich furchtbar zu fühlen.

Meine Tipps

Was ich anderen empfehlen kann, ist, dem eigenen Skin Picking nachzuspüren: Woher kommt es, warum ist es da? Fehlt ein spürbarer, zu drückender Gegenstand wie ein Akupressur-Ring? Fehlt angenehme Berührung? Fehlen mir nette Menschen? Bin ich genug in der Natur? Bin ich achtsam mir selbst gegenüber? Bin ich gerade wütend und traue mich nicht, es zu sein? Die Fragen sind, denke ich, endlos und so individuell wie Skin Picking selbst. Bei manchen ist es sehr komplex, wie bei mir, und es werden viele verschiedene Lösungen gebraucht, um Verbesserungen zu erreichen. Anderen hilft allein ein Akupressur-Ring oder das Lernen anderer Verhaltensweisen. Ich denke, dass man sich selbst über das Skin Picking etwas kommunizieren will, was man anders noch nicht sagen kann. Deswegen ist es wichtig, darüber zu sprechen.

---

10 Akupressur-Ringe sind kleine Metallringe, die aus der chinesischen Medizin stammen und dem Wohlbefinden, der Beruhigung und der Durchblutung der Finger dienen können.

Kommentar von Christina Gallinat

Bereits in ihren ersten Worten macht Miriam etwas sehr Wichtiges deutlich: Manchmal müssen wir zurückschauen, um zu erkennen, wie weit wir schon gegangen sind.

In Bezug auf Skin Picking wird Heilung sehr unterschiedlich definiert. Für manche bedeutet es, die eigene Haut gar nicht mehr zu bearbeiten. Für andere liegt die Heilung eher darin, nicht mehr oder nicht mehr so sehr unter dem Verhalten zu leiden, selbst wenn es ab und zu noch vorkommt. Diese Definitionsfragen haben auch viel damit zu tun, ob Heilung als Zustand oder aber als Weg gesehen wird. Miriam hat erst mit einem Blick zurück auf ihre Haut vor zwei Jahren noch einmal so richtig begriffen, wie weit sie diesen Weg schon gegangen ist und wie sehr sich ihr Hautbild damit verbessert hat. Darin zeigt sich, wie wertvoll es ist, sich mit sich selbst und seinem früheren Ich zu vergleichen anstatt mit anderen. Die eigene Entwicklung ist der beste Maßstab. Denn jeder Mensch hat seine ganz eigenen Startbedingungen im Leben, macht unterschiedliche Erfahrungen und hat sein ganz eigenes Päckchen zu tragen.

Zu Miriams Startbedingungen scheint eine gewisse Veranlagung zum Skin Picking gehört zu haben, denn in ihrer Familie war das Verhalten bei ihrer Mutter und auch ihrer Schwester mehr oder weniger stark ausgeprägt. Das passt zu verschiedenen Studienergebnissen, die darauf hinweisen, dass BFRBs (also körperbezogene repetitive Verhaltensweisen wie Skin Picking, Haareausreißen, Nägel- und Wangenkauen, Lippenbeißen) innerhalb von Familien gehäuft auftreten. Ergebnisse aus Zwillingsstudien legen außerdem nahe, dass diese Verhaltensweisen in einem gewissen Ausmaß auch genetisch bedingt sind.[11] Es ist

11 Monzani, B., Rijsdijk, F., Cherkas, L., Harris, J., Keuthen, N. J. & Mataix-Cols, D. (2012). Prevalence and heritability of skin picking in an adult community sample: A twin study. American Journal of Medical Genetics, 159B(5), 605–610; Monzani, B., Rijsdijk, F., Harris, J. & Mataix-Cols,

also bei vielen – wenn auch nicht allen – Betroffenen so, dass sie eine gewisse Veranlagung für die Entwicklung von Skin Picking mitgebracht haben. Das bedeutet allerdings nicht, dass das Verhalten in Stein gemeißelt und unveränderbar ist. Das zeigt auch Miriams Weg!

Miriam hat im Laufe ihrer Geschichte realisiert, dass das „Nicht-aufhören-Können" nichts mit Willensschwäche, Undiszipliniertheit oder mangelnder Motivation zu tun hat. Sie hat ihr eigenes Skin Picking mehr und mehr verstehen gelernt und für sich festgestellt, dass sie ihre Haut bewusst bearbeitet und der Grund dafür Über- wie auch Unterforderung bzw. Unterstimulation sind (siehe den Kommentar zu Barbaras Geschichte, Seite 64 ff.). Durch dieses Wissen kann sie ganz gezielt Techniken einsetzen, um sich in diesen Situationen der Langeweile oder Einsamkeit anderweitig zu stimulieren (z. B. mit Akupressur-Ringen) und damit das Skin Picking zu reduzieren.

Wie Miriam erleben sich auch viele andere Betroffene vor allem bei längeren Episoden oft als dumpf oder neben sich stehend, als seien sie in Trance und nicht richtig bei sich.[12] In solchen dissoziativen Zuständen spüren Betroffene auch ihre Gefühle nicht oder nur verschwommen. In diesem Zusammenhang kann das Skin Picking als ungünstige Strategie zur Emotionsregulation gesehen werden, die es Betroffenen erlaubt, bestimmte Emotionen weniger intensiv zu fühlen. So schreibt auch Miriam, dass sie unangenehme Gefühle lange „weggedrückt" und erst schrittweise wieder gelernt habe, diese wahrzunehmen. Wie auch bei anderen Betroffenen in diesem Buch lag für Miriam genau darin einer der wichtigsten Schritte. Durch den Drang

---

D. (2014). The structure of genetic and environmental risk factors for dimensional representations of DSM-5 obsessive-compulsive spectrum disorders. JAMA Psychiatry, 71(2), 182–189.

12 Gallinat, C., Stürmlinger, L. L., Schaber, S. & Bauer, S. (2021). Pathological skin picking: Phenomenology and associations with emotions, self-esteem, body image, and subjective physical well-being. Frontiers in Psychiatry, 12, 732717; Kłosowska, J., Antosz-Rekucka, R., Kałużna-Wielobób, A. & Prochwicz, K. (2021). Dissociative experiences mediate the relationship between traumatic life events and types of skin picking. Findings from non-clinical sample. Frontiers of Psychiatry, 12, 698543.

zum Skin Picking bemerkt Miriam heute, „dass gerade etwas nicht stimmt" und sie für sich selbst sorgen muss. Auch für sie ist es also ein Indikator bzw. ein Warnsignal dafür, wie es ihr in dem Moment geht. Die Botschaft lautet: Lerne, achtsam mit dir selbst und deinen Bedürfnissen umzugehen! Das ist ein großer Schritt in Richtung Heilung.

Miriams Geschichte zeigt uns ebenfalls, dass man diesen oft steinigen Weg nicht allein gehen muss. Denn es hat lange gedauert, bis sie sich schließlich getraut hat, zu einer Selbsthilfegruppe zu gehen und auch eine Psychotherapie zu beginnen. Tatsächlich dauert es bei den allermeisten Betroffenen viel zu lange, bis sie sich professionelle Unterstützung holen. Das hat viele Gründe. Einer davon ist auch, dass Betroffene oft verunsichert sind, wann genau sie sich Hilfe suchen sollen oder dürfen. Viele wollen sich erst sicher sein, alle Möglichkeiten, sich selbst zu helfen, selbst ausgeschöpft zu haben. Und es kostet natürlich Überwindung, die Hilfe dann auch tatsächlich in Anspruch zu nehmen. Aber das ist es wert.

Wichtig: Wenn du das Gefühl hast, dass du Unterstützung brauchst, darfst du dir auch Hilfe suchen. Du musst und solltest nicht warten, bis „gar nichts mehr geht" und du dich „schlecht genug" fühlst. Es gilt stattdessen: je früher, desto besser!

8. Ela* (58): Ich verstelle mich nicht mehr

Ich wurde auf einen schönen Namen getauft, aber bis vor kurzer Zeit wusste ich wenig über das Mädchen, das ich war – und die Frau, die ich jetzt bin. Seit der Pubertät hat mich Skin Picking geprägt. Jetzt, nach 40 Jahren, kann ich sagen: Ich bin davon geheilt. Ich kann es selbst noch gar nicht richtig fassen.

Die Anfänge

Schon in jungen Jahren drückte Mama bei mir die Mitesser aus. Wenn ich mich wehrte, hielt sie mich fest umklammert und zeigte mir den „Dreck" aus der Haut, den ich doch unmöglich hätte drinnen lassen können! Das war der Anfang vom Peken, wie wir es nannten. Als ich es dann sehr intensiv selbst machte, war Mama böse mit mir. Denn dass ich mich so verunstalte, hatte sie nicht gewollt. Von da an war ich das schwarze Schaf der Familie.

Isoliert in der Familie

Aber schon ab meinem fünften Lebensjahr, als mein Bruder geboren wurde und er die ganze Aufmerksamkeit von Mama bekam, war ich wie abgeschrieben. An meine fast neun Jahre ältere Schwester habe ich aus dieser Zeit ganz wenige Erinnerungen. Sie war auch nie da, als Mama Dinge mit mir machte, die mich sehr ängstigten und überforderten. Sie ist oft völlig ausgerastet. Es waren keine sexuellen Übergriffe, ich fühlte immer seelische Misshandlungen, verbale Schläge. Nach einem Fahrradunfall musste ich monatelang ruhig im Krankenhausbett liegen. Das war für mich lebhaften Wirbelwind vielleicht fast schon ein eigenes Trauma.

Schwierige Voraussetzungen

Die mentale Vernachlässigung, ein größtenteils liebloses Elternhaus, Vorwürfe, Verurteilungen, Anschuldigungen, Beleidigungen (auch zwischen den Eltern): Es waren nicht die besten Voraussetzungen, psychisch gesund aufzuwachsen. Als mittleres Kind mit sehr viel älterer Schwester und kleinem Bruder fühlte ich mich in manchen Dingen verantwortlich und auch schuldig. Heute weiß ich natürlich um alle Probleme meiner Eltern, um die Familiengeschichte, Verwandtschaftsverhältnisse und Beziehungen, ihre eigenen Traumata. Und das ist wichtig und hilfreich, um den eigenen Eltern verzeihen zu können. Sie gaben ihr Bestes, wussten es nicht anders.

Der erste Mann – die große Liebe

In der Pubertät konnte ich keinen einzigen Mitesser oder Pickel auf meiner Haut ertragen. Ich wollte doch hübsch, sauber und nett sein. Nach dem Peken war ich immer kurz erleichtert, dann verzweifelt. Also tat ich es und versteckte mich dann im Haus oder hinter dicken Schichten Make-up.

Einige Jahre lang hatte ich in der Schule eine gute Freundin, die schon im Alter von 16 Jahren heiratete. Ich hatte meinen Mann auch schon mit 15 kennengelernt. Wir wohnten räumlich weit voneinander entfernt. Das war einerseits praktisch, konnte er doch so meine täglichen Pekattacken nicht mitbekommen. Später fing das Spießrutenlaufen aber an, als wir uns öfter sahen und uns vor der Hochzeit auch öfter zu Hause besuchten. Seine Eltern waren Landwirte, sehr konservativ, altmodisch eingestellt und sehr streng. Also heiratete ich mit 20 Jahren nach meiner Ausbildung zur Bekleidungsschneiderin meine große Liebe.

Hilfe durch Verhaltenstherapie

Es gelang mir nicht, meine Macke lange vor meinem Mann zu verbergen. Er war sehr enttäuscht von mir und wusste mit der Sache nicht umzugehen. Woher auch? Wir stritten viel, und so wurde das Peken schlimmer, Wunden zogen sich über meinen ganzen Körper. Dazwischen hatten wir auch gute und schöne Zeiten, aber leider keine längeren pekfreien.

Mir war klar: Das ist ein psychisches Problem. Als unsere Kinder auf die Welt kamen, suchte ich mir das erste Mal Hilfe bei einem

Psychologen. Es war mühsam, endlich den oder die richtige zu finden. Eine Verhaltenstherapie sollte den zwanghaften Spuk beenden. Es dauerte aber viele Jahre, bis sich eine Besserung einstellte – und leider nur am Körper. Ich Gesicht pekte ich fleißig weiter. Trotzdem ging es mir besser, ich hatte meine eigene kleine Familie, wir hielten nach außen eine heile Welt aufrecht und brüllten uns doch oft an.

Vertrauen in die Nachbarin

Ich nabelte mich innerlich langsam von meinen Eltern ab, auch von der Familie meines Mannes, die mich nicht besonders freundlich aufnahm. Ich zog mich etwas zurück, war aber zufrieden und auch oft glücklich. Meine Nachbarin war meine Freundin, wir unternahmen als Familien viel gemeinsam. Ihr musste und wollte ich mich anvertrauen. Denn was sollte sie von mir denken, wenn sie mich einmal unplanmäßig zum Spazierengehen mit unseren Kindern abholen wollte und ich ihr nicht öffnete – weil mein Gesicht vom Peken ganz geschwollen war? Sie wusste ja, dass ich wahrscheinlich zu Hause war, weil mein Auto vor der Tür stand.

Es geht bergauf

Mein Mann konnte auch sehr liebevoll sein. Wenn ich es zulassen konnte, dass er mich an meinen „Verletzungen“ berührte, war es auch sehr angenehm und heilsam für mich. Aber ich konnte es nicht immer, weil ich mich vor mir selbst ekelte. Die Abstände der Pekattacken wurden größer, der Sex immer besser. Wir bauten uns ein Leben auf, so gut es ging: mit Hausbau, schönen Reisen, arbeiten gehen, Freunden, Vereinen. Im Gegensatz zu meinem Mann hatte ich aber viele wechselnde Arbeitsstellen. Meist fühlte ich mich nach ein paar Jahren nicht mehr wohl im Job oder suchte mir aus gesundheitlichen Gründen etwas anderes. Heute bin ich in meinem Job zufrieden und angekommen.

Eheberatung bringt Veränderung

Vor einigen Jahren, weit vor Corona, hatten wir wieder eine Ehekrise. Nach einem Jobwechsel verliebte ich mich in einen Kollegen. Das war der Wendepunkt und die substanzielle Veränderung in meinem Leben. Er war nicht mein Traummann, das stellte ich schnell fest. Durch seinen Tipp aber fanden mein Mann und ich eine professionelle Paarberatung. Wir fuhren weit dafür, von den Kosten will ich gar nicht sprechen, aber es hat sich gelohnt. Zum ersten Mal wurden wir mit Dingen konfrontiert, die unser Leben verändern sollten. Dieses Beraterpaar sprach Klartext mit uns. Da fiel erstmals das Wort „Trauma", und die wichtige Vater-Tochter-Beziehung wurde zum Thema. Als diese Eheberatung erfolgversprechend zu Ende ging und wir das Leben endlich genießen sollten und wollten, kam die Coronapandemie.

Lange Krankheit, Einsamkeit

Ich erkannte schlagartig, was da kommen könnte. Als alle noch dachten, so schlimm kommt es nicht, hatte ich schon Angst. Erst bekam ich einen Bandscheibenvorfall, musste ins Krankenhaus. Dann infizierte ich mich mit Covid-19 – Gott sei Dank ohne Symptome. Dadurch entkam ich einer OP. Nach meiner Entlassung in die gefühlte Einsamkeit nach Hause ging es los: Depressionen, Angstgefühle. Ich bekam so schlecht Luft durch die Nase, dass ich mich nicht mehr traute, auch nur einen Mitesser auszudrücken. Das Peken, es brachte mir plötzlich rein gar nichts mehr. Aber ich konnte mich noch nicht einmal freuen, dass es vorbei zu sein schien.

Die Kombination hat's gemacht

Dann folgten Arztbesuche: beim Neurologen, bei der Heilpraktikerin, der Osteopathin und letztlich der Traumatherapeutin. Es war die Kombination aus vielen Fachbereichen, die mir geholfen hat, über Skin Picking hinwegzukommen. Dazu muss ich sagen, dass ich schon vor, während und nach der Eheberatung viele Bücher über das Leben, Beziehungen und die Liebe gelesen habe, zum Beispiel „Sonnenkind und Schattenkind" von Stefanie Stahl.[13] Mein Mann und ich buchten empfohlene Tantra-Seminare in einem seriösen Institut, wo wir nur Liebe, Wärme, Achtung, Wertschätzung und Angenommensein erfuhren. Meine täglichen Meditationen, die Stille im Haus, besonders beim Einschlafen, und sehr viel Schlaf verhalfen mir zu vielen positiven Glaubenssätzen.

Tiefenpsychologische Nachbehandlung

Erwähnen möchte ich noch, dass ich keine sichtbaren großen Narben davongetragen habe. Im Gesicht hatte ich immer mit sauberen Händen und Papiertaschentüchern gepekt. An Medikamenten nehme ich aktuell täglich 50 Milligramm Opipramol ein. Eine Nachbehandlung in Form einer tiefenpsychologischen Körpertherapie wartet jetzt noch auf mich. Ich freue mich darauf. Mein Leben, das erkenne ich schon, ändert sich langsam. Ich fühle Erleichterung, Dankbarkeit und ein wenig Freude. Ein schönes Gefühl ist es, mit Konflikten umgehen zu können oder erst gar keine entstehen zu lassen.

Lasst euch nicht mehr triggern!

Ihr Lieben, wenn ihr noch mitten im Skin Picking feststeckt, darf ich euch wirklich diese Tipps ans Herz legen: Lernt verzeihen, jedem, der euch (vermeintlich) schlecht behandelt! Lernt Demut und Dankbarkeit! Denn es hat nichts mit euch zu tun. Viele wissen nicht, was sie tun, besonders die Eltern früher. Jeder hat seine Triggerpunkte. Lasst

13 Das Buch ist 2019 beim Kailash Verlag erschienen.

euch nicht mehr triggern! Eigenannahme und Eigenliebe müssen wir ganz großschreiben! Alle Gefühle annehmen und aushalten lernen, besonders die negativen, darum geht es. Motivationstrainer anhören, immer und immer wieder, bis ihr verstanden habt, was für wundervolle Menschen ihr seid. Affirmationen und Yoga können sehr zum positiven Lebensgefühl beitragen. Dazu wünsche ich euch viel Kraft und Ausdauer und viel Glück von ganzem Herzen.

Kommentar von Christina Gallinat

Zwischenmenschliche Beziehungen spielen eine große Rolle – und das nicht nur in Bezug auf die Entstehung von Skin Picking, sondern vor allem im alltäglichen Leben. Ein gutes soziales Umfeld, in dem man sich als Person angenommen, wertgeschätzt und gut aufgehoben fühlt, ist für uns alle von großer Bedeutung. Es spendet uns Geborgenheit, Liebe und nicht zuletzt auch Schutz und Unterstützung in schwierigen Zeiten. Soziale Bedürfnisse, zum Beispiel nach Anerkennung, Zugehörigkeit und Liebe, gehören zu den menschlichen Grundbedürfnissen. Dementsprechend herausfordernd können zwischenmenschliche Konflikte sein, wenn die Erfüllung dieser Bedürfnisse bedroht scheint oder ist.

In Bezug auf Skin Picking stehen gleich verschiedene Herausforderungen im Raum, die auch Ela beschreibt. Meist wird das Skin Picking aus Angst vor Ablehnung und Abwertung so gut wie möglich versteckt. Wenn es sich aber nicht (mehr) verstecken lässt, kommt es häufig zu Konflikten mit dem Umfeld, da hier meist das entsprechende Wissen fehlt. Diese Konflikte führen dann zu Anspannung und schwierigen Emotionen (z. B. Wut, Traurigkeit), die das Skin Picking noch verstärken. Zusätzlich zu anderen Themen ist also oft auch das Skin Picking selbst Gegenstand von Konflikten – und wird dadurch befeuert: ein Teufelskreis. Umso wichtiger ist es, Angehörige mit ins

Boot zu holen und generell den Themen Beziehung und Konfliktbewältigung Beachtung zu schenken.

Besonders in Bezug auf Skin Picking können Angehörige eine sehr große Unterstützung sein oder im Gegenteil stark zur Belastung beitragen. Um Letzteres zu vermeiden, ist es wichtig, dass Angehörige gut informiert sind, damit sie ein gewisses Verständnis für das Verhalten aufbauen können (Tipp: Podcastfolge „Was Angehörige über Skin Picking, Trichotillomanie und BFRBs wissen sollten" im Podcast „BFRB.care").

Wenn das Umfeld sich wenig verständnisvoll zeigt, heißt das aber in den meisten Fällen nicht, dass die Personen es böse meinen. Sie sind schlicht zu wenig informiert, unsicher und wissen nicht damit umzugehen, vor allem, wenn noch nicht deutlich genug über die Problematik Skin Picking gesprochen wurde. Ein gewisses Maß an Verständnis ist also auf beiden Seiten gefragt – was aber nicht bedeutet, dass man sich als betroffene Person jeglichen Kommentar gefallen lassen muss. Auch der Familie gegenüber dürfen Grenzen gesetzt werden.

Beziehungen, in denen das Skin Picking nicht verheimlicht wird, bieten eine große Chance: die Erfahrung zu machen, auch *mit* diesem Verhalten und seinen Folgen geliebt und angenommen zu werden. Für Ela war es eine sehr angenehme und heilsame Erfahrung, wenn ihr Mann sie liebevoll an den in Mitleidenschaft gezogenen Hautstellen berührte – selbst wenn es nicht immer leicht war, das zuzulassen.

DOs und DON'Ts für Angehörige

DOs

1. *Informationen über Dermatillomanie einholen*
2. *Verständnis zeigen*
3. *Nicht werten, sondern sensibel nachfragen*

4. *Leid anerkennen*
5. *Einfach für die Person da sein*
6. *Der Person vermitteln, dass sie auch mit Skin Picking geliebt und akzeptiert wird*

DON'Ts

1. *Die Person auffordern, einfach aufzuhören*
2. *Schuldzuweisungen aussprechen (z. B. Schuld am Hautzustand)*
3. *Die Person darauf aufmerksam machen, dass es schon wieder passiert ist*
4. *Das Bearbeiten der Haut als schlechte Angewohnheit herunterspielen*
5. *Druck ausüben, zum Beispiel sich Hilfe zu suchen*
6. *Die Person bezüglich Skin Picking kontrollieren oder überwachen*

Eine Sache gehörte für Ela zu den zentralen Knotenpunkten auf ihrem Weg: In der Eheberatung lernte sie, besser mit zwischenmenschlichen Konflikten umzugehen. Doch es wäre zu kurz gegriffen, nur von den zwischenmenschlichen Aspekten zu sprechen. Ela hat auch ihre Scham über ihr eigenes Verhalten überwunden. Sie hat die eigene Vergangenheit aufgearbeitet, sich mit ihren inneren Anteilen und Emotionen auseinandergesetzt. Sie hat gelernt zu verzeihen und im Alltag Verantwortung für sich selbst zu übernehmen. All das ist ihr nicht einfach zugeflogen – sie hat hart dafür gearbeitet und sich nicht gescheut, Hilfe in verschiedenen Bereichen zu suchen und Unterstützung anzunehmen. Ela hat all diese Puzzleteile im Laufe der Jahre für sich zusammengesetzt und kann dadurch heute freier und mit mehr Freude durch ihr Leben gehen.

9. Kathrin (57): Ich bin ganz in Ordnung

Ich bin ungefähr zu 70 bis 90 Prozent von Skin Picking geheilt. Es fing klassisch bei mir an: Pubertät, Selbstzweifel, erste unglückliche Liebe, sich selbst hässlich finden. Dazu drei ebenfalls pubertierende Brüder, die mich ärgern, ein Vater, der Mädchen nicht so wichtig findet wie Jungs – und ein beginnendes Bewusstsein davon, dass Mädchen mehr im Leben zu kämpfen haben als Jungs. Das Skin Picking war für mich damals eine Möglichkeit, innezuhalten in ständigen Phasen der Anforderungen, die andere an mich stellten. Skin Picking gab mir eigene Momente. Es war ein zumindest minimaler Versuch, sich selbst gern im Spiegel zu sehen, sich schöner zu machen (auch wenn das manchmal das Gegenteil war).

Der Druck der Anderen

Besonders schlimm wurde es, wenn ich in einer unglücklichen Liebe festsaß und nicht den Mut fand, mich zu trennen. Am schlimmsten jedoch war es, wenn starke Anforderungen von außen an mich gestellt wurden: Prüfungen, Vorträge, aber auch große Partys. Neben dem Skin Picking hatte ich stark mit Selbstzweifeln und depressiven Verstimmungen zu kämpfen.

Dagegen hatte ich eine super Haut, wenn ich frisch verliebt war und/oder im Urlaub. In neuen Beziehungen hatte ich meistens keine Hautprobleme und auch kein Bedürfnis, zu pulen. Wenn die Beziehung länger andauerte, habe ich angefangen, mich zu schminken, und viel Aufwand getrieben, um die roten Stellen unkenntlich zu machen. Seit ich mit meinem heutigen Partner zusammenwohne, mache ich kein Geheimnis mehr daraus. Da gibt es eben bessere und schlechtere Phasen. Manchmal nutzt es sogar, wenn er das darüber mitkriegt.

Aus Skin Picking wird kosmetische Routine

Ich habe immer versucht, mich mitzuteilen. Ich habe viel mit Freundinnen kommuniziert, damit alle wissen, dass alle ähnliche Sorgen haben (unabhängig von Skin Picking). Ich habe auch Therapien angefangen, aber die hatten mehr mit anderen Inhalten zu tun, zum Beispiel Ich-Findung etc. Mir hat es sehr geholfen, dass praktisch in allen Therapiegesprächen rauskam: Ich bin ganz in Ordnung und auf meinem eigenen (guten) Weg.

Erst im Alter von circa 50 Jahren bemerkte ich eine substanzielle Veränderung. Beruflich war ich endlich gesicherter, stabil in einer Beziehung, in der ich keine Show machen musste. Viele Kämpfe waren schon geschafft. Ich zupfe immer noch täglich Härchen, pule aber nicht mehr Pickel auf. Ich kann das jetzt eher als kosmetische Routine sehen, auch wenn ich im Homeoffice nicht geschminkt bin. Was mir am meisten geholfen hat, ist die Akzeptanz der Menschen, die ich heute in meinem Leben habe. Das sind nicht mehr so viele, aber die richtigen, glaub ich. Heute gehe ich mit Skin Picking reflektierter und selbstbestimmter um. Es ist nicht mehr der fremdbestimmte Suchtrausch und das große Erwachen im Anschluss, sondern eben die Beschäftigung mit dem eigenen Äußeren, das andere sehen.

Narben auf den Schultern, Narben im Gesicht

Dass ich Narben davongetragen habe, finde ich fast am schwersten zu ertragen, besonders dann, wenn ich darauf angesprochen werde. Ich habe aus der Zeit etwa 20 Narben auf den Schultern, weshalb ich nicht gerne Spaghettiträger oder Badeanzug trage. Im Gesicht finde ich einzelne Narben nicht so schlimm (komischerweise), vielleicht aber auch, weil ich sie täglich sehe und mich daran gewöhnt habe. Sie gehören zu mir. Ich habe nur ein bisschen Angst vor dem Alter, wenn ich vor lauter Falten mich gar nicht mehr schminken werde und mich dann vielleicht nicht mehr schön finde.

Was mir guttut

Im Laufe der Zeit habe ich herausgefunden, was mir guttut: nicht vor dem Bildschirm (Fernseher oder Computer) hängenbleiben oder in Problemlektüre eingraben, denn dann pule ich immer. Besser: Gartenarbeit, handwerkliche Basteleien, Stricken, viel in die Natur gehen. Ich würde nie auf einem Spaziergang pulen. Die Methode „Change of Behaviour“ hat mir mal kurz geholfen; ich finde sie aber auf Dauer zu theoretisch und zu anstrengend. Ich versuche, viele Dinge in meinen Alltag einzubauen, die mir guttun, und umgekehrt auf Menschen zu verzichten, die mich unter Druck setzen und nervig sind.

Alle Fünfe gerade sein lassen!

Ich rate allen, die noch am Kämpfen sind: Übt euch in Gelassenheit! Kleinigkeiten sind nicht Grund genug, sich aufzuregen oder zu verzweifeln. Sucht euch Menschen und Beschäftigungen, die euch guttun! Sprecht mit vertrauten Menschen und fragt, was sie charakteristisch an euch finden, welche Stärken und Schwächen sie sehen. Macht eine Familienaufstellung, um versteckte Grundprinzipien im eigenen Verhalten zu finden! Fragt euch nicht dauernd, ob andere etwas besser können als ihr! Auch andere finden sich nicht immer toll, und niemand ist perfekt. Trickst beim Nähen, Basteln, Werkeln, statt das Unerreichbare anzustreben. Macht euch bewusst, worin ihr wirklich gut seid, und macht das öfter. Sagt anderen, dass sie für euch wichtig sind (Spiegelprinzip!). Sucht und genießt schöne Dinge in der Natur, legt einen Garten oder ein Beet an, auch wenn es nur auf dem Balkon ist. Macht in jedem Fall irgendetwas Kreatives! Kein Instagram, kein Facebook – nichts, um sich mit anderen zu vergleichen.

Am besten immer ganz im Hier und Jetzt und bei sich selbst bleiben! Meditation und Sport können auch helfen. Spürt die Stille in euch selbst, und nehmt angenehme Gefühle bewusst wahr. Mein Lieblingsmeditationssatz lautet: Ich höre ... die Stille ... hinter der Stille.

Kommentar von Christina Gallinat

Kathrins Geschichte ist ein Appell dafür, besser mit sich selbst umzugehen, Negatives loszulassen und Positives zu verstärken. In den Zeiten, als Kathrin selbst noch am Kämpfen war, gab Skin Picking ihr die Möglichkeit, für einen Moment innezuhalten und ganz bei sich selbst zu sein – jenseits aller Anforderungen von außen. Dieses Gefühl des „Bei-sich-Seins" erleben viele Betroffene. Sehr oft findet das Skin Picking im Alltag abends nach der Ankunft zu Hause statt und stellt hier so etwas wie ein Ritual zum Ankommen dar. Das hat unter anderem meist mit der Anspannung des Tages zu tun, die abends abgebaut werden muss, bevor richtige Entspannung möglich ist. In diesem Zusammenhang fällt aber auch immer wieder der Begriff „Bei-sich-selbst-Ankommen". Wie auch in den anderen Kommentaren deutlich geworden ist, hat Skin Picking eben nicht nur Nachteile, sondern wird oft auch in gewissem Maße als befriedigend und entspannend erlebt.

Heute benötigt Kathrin das Skin Picking meist nicht mehr, um so eine Auszeit „bei sich selbst" zu erleben. Sie hat ihren Alltag so gestaltet, dass sich dort viele Tätigkeiten finden, mit denen sie sich selbst etwas Gutes tut. Dabei stehen vor allem Unternehmungen im Vordergrund, bei denen sie körperlich aktiv ist und gleichzeitig bei sich selbst sein kann (z. B. kreatives Werken, Hand- und Gartenarbeiten, Spaziergänge). Solche körperlichen Aktivitäten sind für Menschen mit Skin Picking sehr wichtig, um mit der inneren Unruhe umgehen zu können, die dabei meist eine Rolle spielt. Gerade auch für den Übergang von Aktivität (z. B. Arbeit, soziale Events) hin zu Ruhe (z. B. Entspannung am Abend) ist es für Betroffene oft sehr hilfreich, noch etwas mit Bewegung zu machen, um dann tatsächlich zur Ruhe kommen zu können.

Tipps für den Übergang zur Entspannung

1. *Spaziergang*
2. *Natur und Garten*
3. *Sport*
4. *Dehn- und Atemübungen*
5. *Meditation*
6. *Kreatives Arbeiten*
7. *Neue Rituale (z. B. nach dem Ankommen zu Hause in Ruhe einen Tee trinken)*

Kathrin hat nicht nur Neues hinzugefügt, das ihren Alltag schöner und entspannter macht. Sie hat auch vieles losgelassen, das ihr nicht gutgetan hat: Menschen, die sie unter Druck gesetzt haben, Vergleiche mit anderen und negative Einflüsse von außen. Vor allem durch ihre kreativen Beschäftigungen und durch ihr Umfeld hat sie nach und nach verinnerlichen können, dass sie so okay ist, wie sie ist.

Sich selbst zu akzeptieren ist einer der wichtigsten, aber auch schwierigsten Schritte für Menschen mit Skin Picking. Es ist ein Schritt, der nicht von heute auf morgen gemacht ist. Eine große Hilfe können dabei eine Psychotherapie und auch der Austausch in einer Selbsthilfegruppe sein. Denn dort ist es Teilnehmenden möglich, sich in einem sicheren Rahmen zu öffnen und die Erfahrung zu machen, auch trotz und mit Skin Picking akzeptiert und geschätzt zu werden. Im Austausch mit anderen Betroffenen fällt es zudem oft leichter, Verständnis für sich selbst aufzubauen, indem man mit anderen Personen in derselben Situation mitfühlt.

10. Elke (44): Zurück ins Leben

Ich schätze, ich bin zu 90 Prozent von Skin Picking geheilt. In den allermeisten Fällen entscheide ich, ob ich eine Hautstelle bearbeiten möchte oder nicht. Wenn ich eine Stelle bearbeite und mir das bewusst wird, höre ich auf damit, weil ich das meiner Haut einfach nicht mehr antun möchte. Allerdings habe ich in stressigen Situationen die Angewohnheit entwickelt, an meinen Augenbrauen zu streichen. Aber auch hier bin ich sehr zuversichtlich, dass ich das ändern kann.

Der Anfang eines schlimmen Kreislaufs

Bei mir fing Skin Picking schon mit etwa 19 Jahren an, als ich meine erste Ausbildung begann. Diese entsprach nicht meinem Wunsch und Talent. Und dann trennte sich auch noch mein erster Freund von mir. Durch mein fehlendes Selbstvertrauen und Selbstbewusstsein war dies der Anfang eines schlimmen Kreislaufs, der mich leider über 20 Jahre begleitete.

Ich war allein

Ich habe nie verstanden, warum ich mir diese schlimmen Wunden antue und warum ich nicht aufhören konnte, obwohl ich es wirklich nicht mehr tun wollte. Ich war verzweifelt. Ich konnte immer öfter nicht am sozialen Leben teilnehmen. Viele Termine habe ich abgesagt, kaum noch die Schule besucht, die erste Ausbildung abgebrochen. In dieser Zeit habe ich viel Ablehnung und Unverständnis dafür erhalten. Ich war völlig allein damit, und so habe ich mich auch oft gefühlt.

In eine Form gepresst

Die extremste Zeit habe ich im Studium erlebt. Dort hatte ich den größten Druck. Es war so schlimm, dass mich mein damaliger Freund fast noteingewiesen hätte, weil ich damit nicht mehr weiterleben wollte. Trotz der Krankheit habe ich mein Studium mit 1,6 abgeschlossen. Ich fühlte mich immer so, als wolle die Gesellschaft mich als Individuum in eine Form pressen, in die ich nicht hineinpasse.
Wohlgefühlt habe ich mich dagegen in den Ferien oder im Urlaub. Da konnte ich ganz bei mir sein, ohne Druck von außen: Ich konnte tun, was ich wollte, ohne irgendwelche Erwartungen zu erfüllen.

Nie wirklich gelebt

Ich glaube, bei mir sind Traumata die Ursache des Skin Pickings. Bei mir wurden eine posttraumatische Belastungsstörung, eine Depression und eine Sozialphobie sowie einige Ängste diagnostiziert. Skin Picking hat mich so beeinflusst, dass ich fast keinen sozialen Kontakt halten konnte. Die Partnerschaft, die ich zu der Zeit hatte, war zwar sehr stützend, aber nicht wirklich erfüllend, weil ich mich selbst nicht geliebt und gelebt habe. Ständig habe ich an mir gezweifelt und mich für mein Äußeres geschämt; ich hatte extreme Hemmungen, meine Bedürfnisse zu äußern – geschweige denn, sie überhaupt wahrzunehmen. Ich war zwar am Leben, habe aber nicht wirklich gelebt.

Psychotherapien halfen nicht weiter

Um mir selbst helfen zu können, habe ich zunächst zwei Psychotherapien bei zwei unterschiedlichen Therapeuten gemacht. Allerdings fühlte ich mich dort nie gut aufgehoben, weil mir hier die Herzlichkeit fehlte. Es fühlte sich nie so an, als hätten die Therapeuten echtes Interesse, mir zu helfen oder mich zu heilen. Leider schien es vielmehr so, als könnten sie überhaupt nicht nachvollziehen, in welcher Situation ich mich gerade befand. Beide konnten auch mit dem Begriff „Skin Picking“ nichts anfangen, deshalb wurde weder über die Problematik gesprochen noch auf Ursachen eingegangen.

Leider hatte auch mein Umfeld nicht viel Verständnis, und ich war mit meinem Problem sehr allein. Sogar Psychopharmaka habe ich von einem Arzt verschrieben bekommen. Ich habe etwa fünf verschiedene ausprobiert. Als ich merkte, dass ich im Alltag Wörter verwechselte, habe ich die Einnahme beendet. Meiner Meinung nach lösen Medikamente nicht die Ursache von Skin Picking; deshalb rate ich generell davon ab.

Geheilt sein heißt Glaubenssätze auflösen

Viele Jahre später wollte ich es trotzdem noch mal mit einer klassischen Psychotherapie versuchen, habe aber keinen freien Platz mehr gefunden. Von alternativen Heilmethoden wusste ich damals noch nichts. Mittlerweile weiß ich, dass eine klassische Psychotherapie mit einer Stunde in der Woche bei mir beim besten Willen nichts bewirkt hätte. Als ich keine Hoffnung mehr sah, habe ich mir Hilfe bei einem energetischen Heiler geholt, und das war für mich der Beginn der Heilung von Skin Picking, die bis heute anhält. Denn während der Behandlung dieses Heilers konnte ich erfahren, wie es sich anfühlt, komplett geheilt, also frei zu sein von jeglicher Negativität und wieder die zu sein, die ich ohne Prägungen und Glaubenssätze bin. Und das ist unglaublich schön!

Als mir dieser Zustand genommen wurde, entstand der starke Wille, dort wieder hinzukommen. Es gab kaum mehr Zweifel daran, dass ich mein Ziel irgendwann erreichen würde.

Was mir noch geholfen hat

Was mir gegen Skin Picking geholfen hat: eine kontinuierliche Persönlichkeitsentwicklung, regelmäßiges Meditieren (z. B. mit Meditationen von Joe Dispenza), Kundalini-Yoga, Joggen, Hypnose/Selbsthypnose (z. B. von Gabriel Palacios) und zielorientierte Familienaufstellungen. Am Anfang war es wichtig, die unterdrückten Gefühle aus der Kindheit wahrzunehmen und sie da sein zu lassen. Meine Träume haben mir neue Sichtweisen und unterdrückte Gefühle ins Bewusstsein gerufen. Ich habe erforscht: Wer bin ich *wirklich*? Was denke ich über mich? Was denke ich über andere, und was für Gefühle erzeuge ich damit? Ich habe innere Glaubenssätze gefunden und sie aufgelöst. Eine radikale Ernährungsumstellung hat sowohl meiner Psyche als auch meiner Haut sehr gutgetan. Die Selbsthilfegruppe hat mir geholfen zu sehen, dass ich nicht allein damit bin. Durch die Spiritualität habe ich erfahren, dass ich mir absolut vertrauen kann und dass es mehr gibt als die physische Welt. Und jede Menge Bücher und Youtube-Videos – bestimmt Tausende – haben mich dahin gebracht, wo ich heute bin.

Nie mehr Opfer sein

Als ich merkte, dass ich mich in jeder Sekunde meines Lebens entscheiden kann, was ich denken möchte, was ich fühlen möchte und wie ich mich behandeln möchte: Da habe ich verstanden, wie sehr ich mein Leben selber bestimmen kann. Ich muss nicht mehr das Opfer aller Umstände sein. Zum Beispiel fing ich an, Mitgefühl für mich und meine Pickel zu entwickeln. Und als ich immer mehr an mir schön fand – zuerst waren es nur die Augen –, wurde ich immer zufriedener und fasste Vertrauen in mich. Mittlerweile fokussiere ich mich sehr auf das Positive und versuche im Alltag immer bewusster zu werden.
Wie lange ich schon geheilt bin? Schwer zu sagen. Ich sehe das so: Der jetzige Moment ist immer der wichtigste Augenblick in meinem

Leben. Ich muss mich in jedem Moment neu für mich und mein Heil-Sein entscheiden. Die Reise zu mir selber begann vor etwa sechs Jahren.

Ich mache es für meinen Sohn

Um die nötige Motivation zu entwickeln, brauchte ich ein Gefühl für mein Ziel: Da will ich wirklich hin! Ich musste mich entscheiden, ALLES für dieses Ziel zu tun, auch wenn es bei mir eine Scheidung, einen Umzug und das Alleinerziehen meines Sohnes bedeutete. Wegen meines Sohnes habe ich mir vorgenommen: Egal, wie schlimm es wird, ich gebe nie auf! Als Alleinerziehende wird einem viel abverlangt. Um das zu meistern, habe ich mir angewöhnt, genügend zu schlafen, regelmäßig gesund zu essen, möglichst viel Zeit in der Natur zu verbringen, soziale Kontakte zu halten und möglichst wenig Zeit vor dem Spiegel zu verbringen. Mein Sohn ist der beste Lehrer, den ich haben kann. Ich verdanke ihm sehr viel.

Skin Picking als innerer Kritiker

Im Gegensatz zu früher gehe ich heute mit Skin Picking sehr bewusst um. Ich versuche meistens, dem Impuls zu kratzen nachzugehen, um die Gefühle und Gedanken zu erfassen, die damit zusammenhängen. Ich verurteile mich nicht mehr so wie früher, sondern sehe das Skin Picking eher als Zeichen, dass ich wieder mehr Zeit für mich brauche, um meinen inneren Kritiker zu beruhigen.

Hoffnung gegen Narben

Eine extreme Form des Skin Pickings, wie ich sie erlebt habe, hinterlässt natürlich ihre Spuren: Narben, die so tief sind, dass die Haut an den Stellen kein Melanin mehr bilden kann. Die Narben machen bei mir jegliches wieder neu erworbene Selbstbewusstsein zunichte. Deshalb habe ich auch ungeheilt regelmäßig Narbenbehandlungen durchführen lassen, die mir jedes Mal wieder neue Hoffnung schenkten. Auch hier habe ich jegliche Art von Behandlungsmethoden hinter mir. Sie waren teilweise sehr schmerzhaft und kostenintensiv. Wegen Corona behandle ich meine Haut zurzeit regelmäßig selbst.

Zuerst war der Gedanke da

Allen, die gerade noch tief im Skin Picking feststecken, sage ich: Bitte gebt euch niemals auf! Auch wenn ihr denkt: „Bis hierhin und nicht weiter …" Manchmal braucht man den Punkt, an dem es am schlimmsten ist, damit sich etwas ändern kann. Versucht nicht euer Handeln zu ändern, wenn ihr noch nicht eure Gedanken und damit eure Gefühlswelt geändert habt, denn das ist nicht möglich. Zuerst ist der Gedanke da, dann kommen die Gefühle und dann erst das Handeln.

Probiert es aus!

Empfehlen würde ich eine möglichst tägliche Beschäftigung mit sich selbst, zum Beispiel in Form einer Meditation. Man muss selbst aktiv werden und möglichst viele Therapieformen ausprobieren, auch unkonventionelle. Dann kann man entscheiden, was einen weiter zu sich selbst bringt und was nicht. Diesen Weg kann einem niemand abnehmen. Viele Meditationen oder auch Hypnosen gibt es mittlerweile kostenfrei im Internet. Wenn es gerade sehr intensiv ist, würde ich empfehlen, auf vegetarische Ernährung umzustellen, damit nicht weiterer Stress und Ängste auf euch einwirken. Nehmt euch Zeit für euch selbst und macht etwas, das euch wirklich Freude bereitet. Auch, wenn ihr sehr wütend auf euch seid. Zum Beispiel natürliche Düfte, die ihr mögt, können euch in positive Stimmung versetzen. Stellt euch regelmäßig vor, wie es sich anfühlt, heil und ganz zu sein.

Traut euch, eure Wahrheit zu leben, egal, was andere darüber sagen. Eure Individualität ist der größte Schatz, den ihr habt. Ihr seid viel, viel größer und mutiger, als ihr glaubt!

Kommentar von Christina Gallinat

Elke hat sich immer wieder aufgerappelt, immer wieder nach neuen Wegen gesucht. Sie hat für sich selbst und ihr Wohlergehen gekämpft. Die volle Verantwortung für sich selbst zu übernehmen, steht in ihrer Geschichte im Vordergrund.

Oft erhoffen wir uns in verschiedenen Lebensbereichen, dass andere unsere Probleme lösen oder zumindest eine Lösung anbieten, die wir dann nur noch umzusetzen brauchen. So gibt es auch bei psychischen Erkrankungen oft die Hoffnung, durch Psychotherapie geheilt zu werden. Aber Heilung ist kein passiver Vorgang, der mit einem geschieht. Heilung wirkt immer von innen heraus – auch, wenn es manchmal Unterstützung von außen dazu braucht.

In der Psychotherapie oder Beratung ist es sehr wichtig, dass die gemeinsame Wellenlänge stimmt und man sich als Patient:in gut aufgehoben fühlt. Nur in einem solchen Vertrauensverhältnis entsteht auch genügend Sicherheit, um gut miteinander zu arbeiten. Tatsächlich ist die therapeutische Beziehung der zentrale Wirkfaktor für eine gute Psychotherapie. Elkes Erfahrungen mit den beiden Psychotherapien zeigen, wie wichtig es ist, auf das eigene Bauchgefühl zu hören, wenn es um die Beziehung zur Psychotherapeutin bzw. zum Psychotherapeuten geht. Denn eine Psychotherapie soll ein sicherer Ort sein, wo man sich verstanden und gut aufgehoben fühlt. Wenn dem nicht so ist, sollte ein Wechsel in Erwägung gezogen werden – auch, wenn sich die Suche nach einem neuen Therapieplatz oft sehr schwierig gestaltet.

Elke hat die für sie richtige Unterstützung schließlich in alternativen Behandlungsmethoden und in der Persönlichkeitsentwicklung gefunden. Viel wichtiger als die einzelnen Dinge, die sie auf diesem Weg lernen und umsetzen konnte, ist aber, dass sie ganz aktiv die Verantwortung für sich selbst übernommen hat. Sie hat begonnen, ihre Gefühle und auch sich selbst besser kennenzulernen, hat ihr Leben selbst in die Hand genommen und sorgt heute sehr gut für sich. Dabei übernimmt sie sowohl Verantwortung für ihre körperliche Gesundheit (z. B. genügend Schlaf, gesunde Ernährung, Bewegung) als auch für ihr psychisches Gleichgewicht. Zu Letzterem gehört auch, dass sie sich regelmäßig Zeit nimmt, zu sich selbst zurückzukommen und in sich hineinzuspüren (z. B. bei einer Meditation). Das ist für Menschen mit Skin Picking besonders wichtig, da das Verhalten meist dann besonders stark auftritt, wenn über die eigenen Bedürfnisse und Grenzen hinweggegangen wird. Sich selbst zu spüren und die eigenen Bedürfnisse wahr- und ernst zu nehmen, ist daher sehr heilsam.

Oft können sich Betroffene aber genau das nur schwer vorstellen. Sich selbst wichtig zu nehmen und für sich zu sorgen, kostet Mut und Überwindung. Es bedeutet, die eigenen Grenzen zu verteidigen und auch mal Entscheidungen zu treffen, die anderen womöglich nicht gefallen. Für diesen Schritt ist es deshalb besonders wichtig, nach und nach mehr Mitgefühl und Verständnis für sich selbst aufzubauen.

Auch für Selbstmitgefühl gibt es leider kein Patentrezept, das sich von heute auf morgen umsetzen ließe. Aber es gibt zu dem Thema sehr viele Ratgeber, Kurse und andere Angebote, zum Beispiel kostenlose geführte Meditationen, die sehr hilfreich sein können, um sich an das Thema heranzutasten. Eine schöne allgemeine Übung ist zu versuchen, von außen auf sich selbst zu schauen.
Das kann zum Beispiel geübt werden, indem man sich im Alltag Fragen stellt wie: Was würde ich einer guten Freundin raten, wenn sie an meiner Stelle wäre? Wie würde ich sie trösten? Eine andere

Übung dazu wäre, sich selbst einen aufmunternden, verständnisvollen Brief aus Sicht einer (realen oder vorgestellten) liebevollen Person zu schreiben.

Mitgefühl, Akzeptanz und Liebe für sich selbst aufzubauen, braucht Zeit und Geduld. Aber jeder liebevolle Gedanke über sich selbst, jedes bisschen weniger Strenge und Selbstkritik sind ein Gewinn. Jeder noch so kleine Schritt zählt. Elke ist viele dieser schwierigen Schritte gegangen und kann sich heute selbst mit Mitgefühl begegnen. Heute sieht sie den gelegentlichen Drang zum Skin Picking als Signal, dass sie wieder mehr auf sich achten und für sich sorgen sollte – und darf.

11. Angela Hartlin, Kanada (35): Meine Dermatillomanie umarmen (aus dem amerikanischen Englisch übertragen von Daniel Hecktor)

Vorbemerkung von Ingrid Bäumer: Die Kanadierin Angela Hartlin hat jahrelang eine adäquate therapeutische Behandlung für ihre schwere Dermatillomanie gesucht – und keine gefunden. Wie sie mit ihrer Erkrankung kämpfte, hat sie in den 2009 erschienenen Memoiren „Forever marked: A Dermatillomania Diary“ eindrucksvoll beschrieben. Damit war sie, soweit wir wissen, der erste Mensch, der sich mit Skin Picking auf radikal persönliche Weise an die Öffentlichkeit traute. Dass seither so viel passiert ist, haben wir zu einem erheblichen Teil Angela zu verdanken. Mit ihrer mutigen Veröffentlichung legte sie den Grundstein für die Entwicklung einer inzwischen weltumspannenden Skin-Picking-Community.

Angela ist auch die Protagonistin des Dokumentarfilms „Scars of Shame“. Sie und ihr Leben mit Skin Picking wurden in mehreren

Zeitungen, auf Websites und im Rahmen von TV-Interviews vorgestellt. Damit hat sie das öffentliche Bewusstsein für Dermatillomanie und andere körperbezogene repetitive Verhaltensweisen (Body-focused repetitive behaviors, abgekürzt BFRBs) geschärft.

2015 nahm Angela an der US-amerikanischen Talkshow „The Doctors" teil. Im Anschluss daran machte sie eine Therapie – mit erstaunlichem Ergebnis: Nur zwölf Wochen fachkundiger Behandlung brachten zunächst eine fast vollständige Heilung. Das zeigt, wie viel es ausmachen kann, wenn Therapeut:innen sich gut mit Skin Picking auskennen.

Derzeit wartet Angela darauf, dass ihr gemeinsam mit der Therapeutin Karen Pickett verfasstes Buch „Embracing Dermatillomania: Through Pain & Recovery" veröffentlicht wird. Es beschreibt den Weg ihrer Genesung.

Angelas Kapitel in diesem Buch schließt an ihre Erlebnisse nach der Mitwirkung an der Talkshow an und zeigt: Heilung ist niemals endgültig. Aber Rückfälle sind es auch nicht.

Weitere Informationen über Angelas Engagement und über ihre Online-Selbsthilfegruppe Skin Picking Support finden sich unter: www.skinpickingsupport.com.

Schmerzen und Genesung

2009 erschien mein Tagebuch „Forever marked", und sechs Jahre später sprach ich im Fernsehen zum Thema Skin Picking – soweit ich weiß, als erster Mensch überhaupt. Doch selbst in meinen kühnsten Träumen hatte ich niemals erwartet, dass ich so schnell Genesung finden würde – geschweige denn, dass dieser Prozess der Heilung durch die US-amerikanische Talkshow „The Doctors" angestoßen werden würde, in der ich zu Skin Picking interviewt wurde. Vor der Sendung wartete ich gerade auf die Veröffentlichung des Dokumentarfilms über mein Leben, „Scars of Shame". Ich publizierte in verschiedenen

Medien Informationen über Skin Picking und wagte mich an die nächsten Schritte, um ehrenamtlich mehr Bewusstsein für die relativ unbekannte Krankheit zu schaffen.

Mein jüngeres Ich hatte sich sehnlichst gewünscht, eine Therapeutin oder einen Therapeuten mit Spezialkompetenz zu finden, um das Knibbeln zu behandeln. In meinen schlimmsten Zeiten hatte ich mir täglich bis zu acht Stunden lang die Haut aufgerissen und sogar versucht, mir das Leben zu nehmen. Zum Zeitpunkt der Sendung ging es mir allerdings schon deutlich besser. Als ich zur Aufzeichnung der Sendung nach Hollywood flog, beschäftigte mich der Zwang aber immer noch etwa zwei Stunden pro Tag. Dennoch hatte sich mein Leben also schon positiv entwickelt. Ich hatte gelernt, mein Verhalten zu akzeptieren, und war infolgedessen gar nicht mehr darauf bedacht, den Zwang zu besiegen. Doch als ich die Einladung erhielt, an der Talkshow teilzunehmen, ergriff ich die Gelegenheit. Ich reiste von meinem Zuhause in der kanadischen Provinz Nova Scotia auf die andere Seite des Kontinents: Kalifornien, USA. Und ich war gespannt auf die Ergebnisse dieses Abenteuers.

Schon meine Reise erregte internationale Aufmerksamkeit für Skin Picking und andere körperbezogene repetitive Verhaltensweisen (BFRBs). Durch die Sendung bekam ich die Chance, eine Therapie zu machen, angeleitet von einer ausgebildeten Therapeutin. Dadurch würde sich mein Skin Picking möglicherweise verbessern. Dann würde ich nicht nur weiterhin für ein positives Körpergefühl („Body Positivity") werben, sondern auch anhand eines repräsentativen Vorher-Nachher-Vergleichs meinen Genesungsweg dokumentieren können. Dass irgendjemand bei einer so tief verwurzelten Störung helfen könnte, bezweifelte ich allerdings, denn Skin Picking hatte meinen Alltag seit meiner Grundschulzeit völlig im Griff gehabt.

Ich traf mich mit der lizenzierten Therapeutin Karen Pickett in ihrer Praxis und mit prominenten Ärzt:innen vor der Kamera, um meine Geschichte zu besprechen. Mir wurde eine zwölfwöchige Therapie angeboten, die ich begeistert (und nervös!) annahm. Wir warteten einen Monat, bevor wir mit unseren wöchentlichen Videotelefonaten begannen, und einigten uns sofort darauf, gemeinsam ein Buch zu schreiben, falls sich mein Zustand deutlich verbessern sollte. Falls nicht, plante ich, auf meiner Website über die Erfahrungen zu bloggen, um diejenigen zu informieren, die sich nach der Sendung für mein Ergebnis interessieren.

Zwar kannte ich schon einige hilfreiche Methoden wie beispielsweise Meditationen, den Einsatz von Fidget Toys[14] und Stimuluskontrolle durch das Errichten von Knibbelbarrieren. Doch all diese Mittel konnte ich bis zu dem Zeitpunkt nicht effektiv einsetzen. Auch wusste ich nicht, wie ich die lähmende Panik überwinden konnte, die immer dann aufkam, wenn ich einem Knibbeldrang widerstand. Die Therapie begann damit, dass ich meine Verhaltensweisen aufzeichnete. So machte ich mir meine Gedanken, Gefühle und Empfindungen bewusster und erkannte persönliche Muster. Kurz darauf erhielt ich ein Fortschrittsprotokoll-Formular, das mich dazu brachte, mich endlich meinen Zwängen und Bedürfnissen zu stellen. Außerdem wurde ich mit einer Vielzahl von Informationen versorgt und konnte damit meine Wissenslücken füllen. So fügten sich viele Teile langsam zusammen, und ich lernte, meiner Haut endlich Ruhe zu gönnen.

Diese zwölf Therapiewochen haben mehr für mich getan, als dass ich nur meine Zwänge zeitweilig und beinahe vollständig kontrollieren kann. Sie fühlten sich wie ein emotionales Erwachen an – als ob mein Geist und mein Körper endlich in der Gegenwart zusammenfinden würden, ohne dass zusätzliche Sorgen in meinem Kopf herumschwirrten. Ich durchbrach den Kreislauf und nährte nicht länger meine Angst durch ein Verhalten, das mir die meiste Zeit meines Lebens so notwendig erschienen war wie das Atmen. Dieses neue Gefühl

---

14 Fidget Toys bzw. Zappelspielzeuge dienen der Selbstregulierung und fördern Konzentration, Aufmerksamkeit, Beruhigung und aktives Zuhören.

der Synchronität von Körper und Geist war zwar befreiend, aber ich fühlte mich auch verletzlich: als könnte ich mich nicht vor potenziellen Bedrohungen oder berechtigten Ängsten schützen, wenn ich in der Gegenwart lebte. Seit meinem zehnten Lebensjahr war ich von meinem rastlosen Verstand geprägt worden; nun Ruhe finden zu können fühlte sich zwar unnatürlich an, wurde aber eine Voraussetzung dafür, die kognitiven Verzerrungen zu verarbeiten, die meine Störung begründeten.

Ein Teil meiner Genesung ist darauf zurückzuführen, dass ich meine Grundangst durch angeleitete Körperscans[15] senken konnte. Das trug allmählich zu einer Verringerung der Häufigkeit und Intensität des Knibbeldrangs bei. Obwohl es meinem ängstlichen Geist bis heute schwerfällt, seine Wachsamkeit zu zügeln und inneren Frieden zu finden, war die Beruhigung meines zentralen Nervensystems von entscheidender Bedeutung. Sie half, meine erlaubniserteilenden Gedanken, also problematische Gedanken, die den BFRBs Vorschub leisten, zu dekonstruieren. Achtsamkeit war für mich entscheidend: Mit ihrer Hilfe konnte ich tief verwurzelte, jahrelang verinnerlichte Überzeugungen, mit denen ich meine Knibbelattacken rechtfertigte, erkennen und abbauen.

Ich erreichte eine fast perfekte Remission, die ein Jahr lang anhielt. Doch dann erlitt ich einen Rückfall, von dem ich mich bis jetzt nicht ganz erholt habe. (Darauf gehe ich gleich noch genauer ein.) Dem Drang erliege ich heutzutage eher, wenn ich erschöpft, überreizt, schmerzgeplagt oder stark gestresst bin. Doch das Verhalten hat nie wieder das Ausmaß angenommen wie vor meiner Begegnung mit der Therapeutin Karen Pickett. Mein Skin Picking hat mich seitdem nie wieder zu stundenlangen Episoden verleitet.

---

15 Der Körper- oder Bodyscan ist eine Entspannungstechnik, bei der die Übenden in die einzelnen Teile ihres Körpers hineinspüren, ohne das Erlebte zu analysieren, zu beurteilen und darauf zu reagieren.

Ich würde sagen, mein Verhalten hat sich im Vergleich zum Zustand vor der Therapie um mindestens 75 Prozent verbessert. Ich mache meine Genesung nicht daran fest, ob ich ein paar Pickel im Gesicht habe, sondern eher, ob ich mich in die Anfänge einer Knibbeltrance hineinlocken lasse oder mich nebenbei damit beschäftige, meine Haut auf Unvollkommenheiten zu untersuchen. Meine Beine waren von meinem 14. Lebensjahr bis zum Ende meiner Sitzungen mit Karen im Alter von 28 Jahren vollständig mit Wunden und Narben bedeckt. In den letzten sieben Jahren sind sie weitgehend unversehrt geblieben.

Es gibt keine Lehrbuchdefinition für die Genesung von Skin Picking. Entweder lernt die betroffene Person, Auslöser und Drang in den Griff zu bekommen, oder der Drang lässt im Lauf der Zeit nach. Das Ziel der Therapie besteht meiner Meinung nach nicht darin, mit dem Knibbeln ganz aufzuhören, denn im Grunde handelt es sich dabei in gewissem Maße um natürliches Hautpflege-Verhalten. Man kann einen Pickel ausquetschen, ohne dass dies gleich eine Störung ist. Man kann sich sogar hin und wieder dazu hinreißen lassen, Mitesser auf der Nase auszudrücken, ohne sich Sorgen machen zu müssen. Pathologisch wird das zwanghafte Bearbeiten der Haut erst, wenn man wiederholt versucht hat, damit aufzuhören, und man unter dem Verhalten oder den daraus resultierenden Folgen leidet, nicht zuletzt aufgrund der Angst vor Verurteilung und den bohrenden Fragen, die sich stark auf soziale Interaktionen auswirken können. Im Grunde genommen kann Skin Picking das ganze Leben beeinträchtigen.

Gute psychische Gesundheit und allgemeines Wohlbefinden sind Schlüsselfaktoren bei der Bewältigung des Knibbeldrangs. Auf lange Sicht habe ich beides nicht aufrechterhalten können. Nach einem Sturz im Jahr 2012, bei dem mein Piriformis-Muskel in meinem Ischiasnerv eingeklemmt wurde, war ich fast sechs Jahre lang körperlich beeinträchtigt. Ich musste in die USA reisen, um den Muskel operativ entfernen zu lassen. Als Karen und ich uns kennenlernten, befand ich mich bereits seit drei Jahren in einem Albtraum mit chronischen Schmerzen, deren Ursache ich damals nicht kannte. Zu Beginn unserer Sitzungen war ich medikamentös gut eingestellt und konnte mich auf die therapeutische Arbeit konzentrieren, die Karens umfangreiches Programm erforderte. Dann wurde meine wachsende Schmerzmitteltoleranz zu einem Problem. Durch den konstanten Schmerz fiel es mir zunehmend schwerer, präsent zu bleiben. Meine Hände wanderten über meinen Körper auf der Suche nach einer Unebenheit, die ich glätten konnte. Anstatt die vermeintlichen Mängel zu beheben, führte ein solches Verhalten natürlich nur zu erneuten Hautschäden. Und je stärker die Schmerzen wurden, die mein Piriformis-Syndrom auslöste, desto intensiver sehnte ich mich nach jener vertrauten Fluchtmöglichkeit.

Fast ein Jahr nach meiner Genesung vom Skin Picking erlitt ich ein invasives medizinisches Trauma, das zu Panikattacken von bislang ungekanntem Ausmaß führte. Eigentlich bin ich mit Angstattacken nur allzu vertraut, doch diese haben meinen gesamten Körper verwüstet und meine Psyche gequält: Ich zitterte, schwitzte, hyperventilierte, mir wurde übel, und ich musste mich manchmal übergeben. Ich lag auf dem Boden meines abgedunkelten Badezimmers und schrie vor Verzweiflung. Ich hatte Angst zu essen und fürchtete mich vor dem Schlaf, wohl wissend, dass das Aufwachen mit erneuten Schrecken verbunden sein würde. Da mein Skin Picking in erster Linie auf diese Angststörung zurückzuführen ist, verschlimmerte der zusätzliche Stress den Zwang, und meine psychische Gesundheit verschlechterte sich rasch. Die täglichen Anfälle erstreckten sich über mehrere Stunden und ließen erst nach zwei Jahren nach, ohne jedoch jemals ganz zu verschwinden.

Anfang 2018 zog ich mir einen Riss im rechten Hüftgelenk zu, als ich die Kellertreppe hinaufstieg. Damit wurde die Behandlung meines linksseitigen Piriformis-Problems plötzlich zu einer dringenden Angelegenheit. Ich war bereits zuvor nicht mehr in der Lage gewesen, auf der linken Körperhälfte zu liegen oder mit Druck auf der linken Pobacke zu sitzen. Dass ich zum Ausgleich mein linkes Bein hinter mir herzog, verursachte schließlich den Labralriss. Nun konnte ich auch keinen Druck mehr auf meine rechte Seite ausüben. Ich schlief kaum noch, die Medikamente wirkten nicht mehr, und meine Gedanken kehrten an jene dunklen Orte zurück, von denen ich angenommen hatte, sie längst hinter mir gelassen zu haben. Schließlich erfuhr ich, dass ich außerdem auch unter einem beidseitigen femoroacetabulären Impingement (FAI; sogenanntes „Engesyndrom der Hüfte", Anomalie im Hüftgelenk) litt, das zu den Schmerzen beitrug, die ich seit Jahren ertragen musste und die vor meinem Sturz von den Ärzt:innen abgetan worden waren.

Ich war ja nur eine junge Frau mit psychischen Problemen und aufgrund einer „seltenen" psychischen Erkrankung namens Skin Picking anscheinend besonders schmerzempfindlich. War es nicht schlicht vorstellbar, dass Fachleute aufgrund einer gewissen Voreingenommenheit – bezüglich meines Alters, Geschlechts, sozioökonomischen Status oder möglicherweise aufgrund ihrer falschen Vorstellungen über psychische Gesundheit – Symptome übersahen und zu Fehldiagnosen verleitet wurden? Vielleicht wird in dieser kurzen Zusammenfassung meiner Situation deutlich, dass ich im Gesundheitswesen einige Behandlungsfehler erfuhr – bis hin zur Misshandlung. Das zermürbte jede Faser meines Wesens, denn ich verlor den Glauben daran, jemals von den Qualen befreit zu werden.

Die Probleme mit meiner körperlichen Gesundheit haben sich immer auch auf meine Genesung vom Skin Picking ausgewirkt. Nach meiner Piriformis-Entfernung im Jahr 2018 hatte ich innerhalb von drei Jahren vier weitere Operationen, und auch diese lösten Zwänge bei mir aus und stellten mich vor neue Herausforderungen. Ich wurde schwanger und war zugleich durch meine schwere Krankheit geschwächt. Fünf Wochen vor dem ersten Covid-Lockdown wurde ich, eine körperlich Behinderte, zur Mutter. Ich musste mich auf eine überwältigende Menge an Veränderungen einstellen, und der damit verbundene Stress behinderte meinen Fortschritt. Ende 2021 konnte ich mich endlich einer Hüftoperation unterziehen. Nun sind die Prognosen für meine körperliche Genesung vielversprechend, und die lähmenden Schmerzen haben wahrscheinlich ein Ende, wenn meine Hüfte geheilt ist.

Psychische Erkrankungen verschlimmern sich oft in stressigen Zeiten, und Skin Picking ist da keine Ausnahme. Die Nervenbahnen meines Gehirns sind durch das Skin Picking beeinflusst worden, sie haben ein krankheitsspezifisches Belohnungssystem etabliert. Menschen mit chronischer, langanhaltender oder von Kindheit an unbehandelter Dermatillomanie sind wahrscheinlich immer anfällig dafür, in krisenhaften Lebensphasen zu knibbeln. Wie bewusst uns die Auslöser und unsere Reaktion darauf sind, bestimmt unseren Genesungserfolg.

Für mich war es surreal, ein ganzes Jahr lang die Welt mit nur gelegentlichen Knibbelstellen auf der Haut zu erleben. Ich kann gar nicht sagen, wie dankbar ich bin, dass ich immer noch glatte, unversehrte Beine habe. Früher habe ich geglaubt, ich würde niemals an diesen Punkt gelangen. Genesung verläuft nicht linear und ist auch kein Ziel, das man einmal endgültig erreicht. Sie erfordert lebenslange Zuwendung durch vorbeugende Maßnahmen, gesunde alternative Verhaltensweisen und Achtsamkeitspraktiken. Das kann eine überwältigende Aufgabe sein, wenn man von belastenden Faktoren in Anspruch genommen wird, die außerhalb der eigenen Kontrolle liegen.

Ich habe im Laufe der Jahre unvorstellbare Schrecknisse erlitten, und deshalb hat heile Haut nicht mehr den ursprünglichen Stellenwert – ich bin dankbar, am Leben zu sein, egal, welchen Eindruck mein Äußeres macht. Ich habe jetzt wieder einen Antrieb, intensiv an meiner Genesung zu arbeiten. Die Motivation kommt von meiner Tochter. Sie hat mein Herz neu geformt – auf eine Weise, die ich mir zuvor nie hätte ausmalen können. Ich möchte mich ihr von meiner besten Seite zeigen, indem ich auf destruktive Bewältigungsmechanismen verzichte. Denn sonst könnten sich diese Mechanismen auf ihr Verhalten übertragen, zumal sie eventuell genetisch zu BFRBs prädisponiert ist. Falls sie zwanghaftes Skin Picking entwickelt, wird sie nie so leiden müssen wie ich, die ich mich allein und beschämt fühlte. Bis 2013 gab es für Skin Picking nicht einmal eine offizielle Diagnose.

Karen Pickett und ich warten nun auf die Veröffentlichung von „Embracing Dermatillomania: Through Pain & Recovery". In dem Buch beschreiben wir die wöchentlichen Therapiesitzungen abwechselnd aus ihrer und aus meiner Sicht. Es enthält unter anderem Informationen über kognitive Verhaltenstherapie (KVT), Akzeptanz- und Committenttherapie (ACT) für Skin Picking, Achtsamkeitstechniken sowie verschiedene Strategien, wie man kognitiven Verzerrungen entgegenwirkt und Blockaden und Barrieren gegen das Knibbeln anwendet. Mein gesamter Genesungsweg und die dabei auftretenden Herausforderungen sind in diesem umfassenden Leitfaden dokumentiert. Er enthält auch Einblicke in das Therapieprogramm und erläutert die Schritte des Wandels, die ich gegangen bin und die zu meiner Genesung führten.

Obwohl das Bewusstsein für BFRBs in der allgemeinen Diskussion über psychische Gesundheit noch nicht sehr ausgeprägt ist, gibt es in Nordamerika drei gemeinnützige Organisationen, die sich der Sensibilisierung für Skin Picking widmen: die TLC Foundation for Body-Focused Repetitive Behaviors, das Canadian BFRB Support Network und die Picking Me Foundation. Außerdem sind weltweit eine Vielzahl von Freiwilligengruppen gegründet worden, in denen Gleichgesinnte Unterstützung anbieten. Als Reaktion auf den Zustrom von Hilfesuchenden während der zweiten Welle der Coronapandemie habe ich die Online-Community „Skin Picking Support" ins Leben gerufen, die derzeit monatlich Selbsthilfetreffen in englischer Sprache veranstaltet.[16]

---

16 Weitere Informationen über die Selbsthilfegruppe und Informationen über die Veröffentlichung von „Embracing Dermatillomania" auf www.skinpickingsupport.com.

Meine Ratschläge für dich: Hasse dich nicht dafür, dass du an einer psychischen Erkrankung leidest, deren Besserung viel harte Arbeit und Selbstbeobachtung erfordern kann. Du hast dir das nicht ausgesucht und würdest sofort damit aufhören, wenn es bedeuten würde, dass du eine heile Haut haben und dich selbstbewusst in die Gesellschaft einbringen könntest. Du bist nicht seltsam, ekelhaft oder ein Freak, nur weil ein natürliches Pflegeverhalten bei dir außer Kontrolle geraten ist. Du verdienst Mitgefühl für eine komplexe, missverstandene Krankheit und die sozialen Barrieren, denen du in dieser Welt begegnest, wenn du sichtbare Flecken auf deiner Haut hast.

Am wichtigsten ist jedoch: Du bist nicht allein. Der Kontakt zu anderen, die die Probleme dieser Erkrankung aus erster Hand kennen, ist entscheidend, um zu lernen, sich selbst zu lieben. Ohne die einfühlsamen, talentierten und mitfühlenden Wegbereiter, die ich kennenlernen durfte, wäre ich niemals die Person geworden, die ich jetzt bin. Die Inspiration, die sie mir gegeben haben, war entscheidend, um für mich selbst und die größere BFRB-Community Verbesserungen zu erwirken. Ich glaube nicht, dass meine anfängliche Genesung so erfolgreich verlaufen wäre, wenn ich mich in demselben Zustand des Selbsthasses befunden hätte, von dem mein 18-jähriges Ich zerfressen war. Denn ich musste mir zuerst selbst vergeben. Wenn das Leben der Knibbelabstinenz in die Quere kommt und du einem Drang nicht widerstehen kannst, behandle dich selbst mit Freundlichkeit statt mit Verachtung. Du kannst die Scham ablegen und den Rückfall hinter dir lassen. Ganz gleich, wie schwer dein Picking ist, du solltest wissen: Es kann immer besser werden.

Während ich die Scherben meines Lebens auflese, weiß ich: Ich habe jetzt die Mittel dazu, wieder auf den richtigen Weg zu kommen. Trotz der Schwierigkeiten, die ich in den letzten zehn Jahren durchmachen musste, habe ich großes Glück: Ich habe einen wunderbaren Ehemann, der mir immer beigestanden hat, und eine unglaubliche Tochter – der Inbegriff reiner Freude. Sobald mein Körper geheilt ist, werde ich in der Lage sein, das Vertrauen in meine Fähigkeiten wiederzufinden. Dann werde ich die Teile meines Lebens reparieren, die durch Behinderung und Verzweiflung beschädigt worden sind. Ich werde aufblühen in der Familie, mit der ich gesegnet bin, und meine Botschaft der Hoffnung und Genesung an Menschen mit BFRBs auf der ganzen Welt verbreiten.

Kommentar von Christina Gallinat

Das Leben verläuft nicht gleichförmig. Es verändert sich ständig, wir durchwandern große Höhen und Tiefen. Aber auch aus den tiefsten Tälern führen Wege hinaus. Es gibt immer Hoffnung – das zeigt Angelas Geschichte.

Angela hatte seit ihrer Grundschulzeit unter schwerstem Skin Picking gelitten, das ihren Alltag vollständig bestimmte. Sie hatte lange Zeit keine Hoffnung, dass sich jemals etwas daran ändern würde, doch über die Jahre hat sie unzählige Puzzleteile zusammengesetzt, die ihr halfen, besser mit dem Skin Picking umgehen zu können. Viele dieser Teile fanden ihren Platz in Angelas zwölfwöchiger Therapie, in der sie viel über sich, ihre Gedanken, Gefühle und ihre Muster lernte. Eine besonders wichtige Rolle spielte dabei auch der Umgang mit alten Überzeugungen und Gedanken, die das Skin Picking förderten.

Typische Gedanken, die viele Betroffene kennen, sind zum Beispiel „Ich *muss* den Pickel wegmachen, sonst wird ihn jeder sehen“, „Ich drücke nur den einen Mitesser aus“, „Jetzt ist es auch egal – meine Haut ist sowieso schon zerstört“, „Ich *muss* das jetzt wegmachen, sonst finde ich keine Ruhe“. Das Problem bei diesen Gedanken ist, dass sie das Skin Picking erlauben und suggerieren, dass es keine andere Möglichkeit zu handeln gibt. Sich diese Art von Gedanken bewusst zu machen und Alternativen zu erarbeiten, die andere Handlungen erlauben, kann einen wichtigen Baustein zur Heilung darstellen. Solche alternativen Gedanken können beispielsweise folgende Sätze sein: „Ein Pickel ist nichts Schlimmes, auch andere haben Hautunreinheiten." – „*Muss* ich den Mitesser wirklich wegmachen?" – „Ich weiß genau, es wird nicht bei dem einen bleiben. Es ist leichter, gar nicht erst anzufangen, als mich später zu unterbrechen." – „Meine Haut ist es wert, beschützt zu werden." – „Ich kann auch XY tun, um mein Nervensystem zu beruhigen." Solche neuen Gedanken können bewusst eingeübt werden und sind ein Schritt zu einem größeren Handlungsspielraum. Ein anderer Ansatz ist, die erlaubenden Gedanken wahrzunehmen und sich bewusst zu machen, dass es einfach nur Gedanken sind, die nicht unbedingt erfordern, dass die entsprechende Handlung (z. B. das Entfernen des Pickels) auch tatsächlich ausgeführt wird. Hier geht es also darum, die Gedanken zu akzeptieren und einfach da sein zu lassen, ohne ihnen zu folgen. Dieses Vorgehen entstammt der Akzeptanz- und Commitmenttherapie, die auch auf Angelas Weg eine wichtige Rolle spielte.

Angelas Geschichte zeigt auch: Skin Picking tritt nicht grundlos oder im luftleeren Raum auf, sondern wird unmittelbar von der gesamten psychischen und körperlichen Verfassung eines Menschen beeinflusst. Deshalb gibt es für Skin Picking nicht *die eine* Lösung und nicht *den einen* Schritt, der nur gegangen werden muss, um die Störung ein für alle Mal hinter sich zu lassen. Es ist kein zufälliges Verhalten, das nur außer Kontrolle geraten ist. Skin Picking hat viele Funktionen. Für Angela war es eine Möglichkeit, mit ihren starken Ängsten umzugehen und ihre Anspannung zu regulieren. Diese Funktionen machen sich auch heute noch bemerkbar: Bei Angela nimmt das Skin Picking in Krisen und bei großem Stress oder Schmerzen wieder zu. Aber der große Unterschied ist, dass Angela ihre Auslöser und Reaktionen wahrnimmt und gelernt hat, sich selbst zu vergeben. Sie hat Verständnis dafür entwickelt, dass ihre Angststörung und ihre oft extremen Schmerzen zum Skin Picking beitragen und sie es nicht immer verhindern kann, dass sich das auf ihrer Haut niederschlägt. So ist auch ihr Rat an andere Betroffene in Situationen, in denen das

Leben der Skin-Picking-Abstinenz in die Quere kommt: „Behandle dich selbst mit Freundlichkeit statt mit Verachtung!"

Angela hat ihre Perspektive auf das Skin Picking vollkommen geändert und gelernt, sich *mit* dem Skin Picking anzunehmen und sich selbst auch in schwierigen Zeiten gut zur Seite zu stehen. Zum Prozess der Selbstannahme gehörte auch, dass sie ihre Scham in Bezug auf das Skin Picking Schritt für Schritt überwand. Mit der Veröffentlichung ihres Tagebuchs und ihrem Auftritt im US-amerikanischen Fernsehen schenkte sie unzähligen anderen Betroffenen Hoffnung und das Wissen, mit dem Skin Picking nicht allein zu sein. Gleichzeitig schuf sie damit viel Aufmerksamkeit für BFRBs und leistete einen wichtigen Beitrag dazu, dass sich weltweit mehr und mehr Betroffene zusammenfanden und sich nun gegenseitig unterstützen können. Angela hat selbst erlebt, wie wichtig diese Gemeinschaft ist und wie heilsam der Kontakt mit anderen Betroffenen. Auch mit der Hilfe all dieser Menschen hat Angela gelernt, sich selbst zu lieben.

Sich selbst zu lieben und sich auch mit den eigenen Schwächen anzunehmen ist die beste Grundlage dafür, den Weg mit Skin Picking ein wenig unbeschwerter zu gehen. Denn sich selbst bei allen Herausforderungen liebevoll zur Seite zu stehen schenkt mehr Kraft, als es irgendetwas oder irgendjemand von außen jemals könnte.

Teil B: Therapieverfahren: Was wir bisher über ihre Wirksamkeit wissen

1. Psychotherapie – wenn ja, welche?

Was hilft gegen Skin Picking? Oft erhalten Betroffene die Empfehlung, eine Psychotherapie zu versuchen. Es ist überhaupt keine Schande, sich für eine Therapie zu entscheiden! Du bist nicht „verrückt“ oder „seltsam“, wenn du deine psychischen Probleme mit professioneller Hilfe angehst. Im Gegenteil: Du zeigst damit, dass du für dich sorgst und dich selbst ernst nimmst. Das ist mutig. Hut ab, wenn du dich für eine Psychotherapie entscheidest!

Klar ist aber auch: Es kostet große Überwindung, sich einer Therapeutin oder einem Therapeuten anzuvertrauen. Deshalb fragen sich Betroffene vorher: Was weiß man eigentlich über den Erfolg von Psychotherapien bei Skin Picking? Und wenn Psychotherapien sinnvoll sind: Welche Therapieform ist die mit den größten Erfolgsaussichten?

Vier anerkannte Therapieverfahren in Deutschland

Wenn Skin Picking mit Beeinträchtigungen und Leiden verbunden ist, ist es auf jeden Fall behandlungsbedürftig. Die Kosten werden dann von den gesetzlichen Krankenkassen übernommen. Seit Januar 2022 ist das internationale Diagnosemanual ICD in seiner 11. Version in Kraft. Es ist auch für Deutschland gültig und enthält erstmals Skin Picking als eigenständige Diagnose.

Die Kölner Forscherin und Psychotherapeutin Linda Mehrmann ist mit Skin Picking wohl vertraut. Sie hat es zum Thema ihrer Doktorarbeit[17] gemacht, in deren Rahmen sie das Online-Selbsthilfeprogramm „Knibbelstopp" entwickelte (Näheres dazu weiter unten). Aus ihrer therapeutischen Praxis an der Hochschulambulanz für Psychotherapie der Uni Köln weiß sie, wie unsicher viele Betroffene sind, wenn es um den Beginn einer Psychotherapie geht. „In Deutschland gibt es vier anerkannte psychotherapeutische Verfahren, die vom ‚Gemeinsamen Bundesausschuss' aufgrund ihrer wissenschaftlich überprüften Wirksamkeit zur Behandlung psychischer Erkrankungen anerkannt sind", erklärt sie. Hierzu gehören analytische Psychotherapie, tiefenpsychologisch fundierte Psychotherapie, Verhaltenstherapie und systemische Psychotherapie.

Erfolg kaum untersucht

Alle vier Therapieverfahren wirken nachgewiesenermaßen bei psychischen Erkrankungen. Deshalb lassen sie sich nach gängiger Meinung auch bei Skin Picking anwenden. Aber welcher Ansatz ist der aussichtsreichste für Skin Picking? Diese Frage könnte man sich ja auch zu Beginn der Therapieplatz-Suche stellen und direkt die Therapieform wählen, die bei Skin Picking erwiesenermaßen wirksam ist. Gleichzeitig sollte das gewählte Therapieverfahren natürlich zur eigenen Person passen.

Bisher wurden noch nicht für alle vier Verfahren konkrete Behandlungsansätze bei Skin Picking wissenschaftlich untersucht. Man weiß noch nicht, in welchem Maß analytische Psychotherapie, tiefenpsychologisch fundierte Psychotherapie und systemische Psychotherapie hel-

17 Die Promotion ist derzeit (Stand: Juni 2024) noch nicht abgeschlossen.

fen können. Auch sogenannte alternative Behandlungsansätze wie beispielsweise Hypnose sind bisher kaum in ihrer Wirkung auf Skin Picking untersucht worden.

Metaanalysen helfen, die Wirkung einzuordnen

Verglichen mit anderen psychischen Erkrankungen wie beispielsweise Depressionen oder Angststörungen gibt es bisher nur sehr wenige Studien, die die Wirksamkeit einer Behandlung bei Skin Picking überprüfen. Zu den gängigen wissenschaftlichen Kriterien gehört, dass die Studien „randomisiert kontrolliert" ablaufen sollten. Das bedeutet, es gibt in der Studie nicht nur eine Gruppe, die die Behandlung erhält, sondern auch eine nach dem Zufallsprinzip ausgewählte Kontrollgruppe. Diese nutzt das untersuchte Therapieangebot zum Beispiel erst später oder erhält ein alternatives Angebot. Durch den Vergleich der Proband:innen mit der Kontrollgruppe gewinnt eine Studie an Aussagekraft. Viele Studien werden aus Kostengründen erst einmal nur mit kleinen Gruppen durchgeführt. Wenn nur wenige Teilnehmende untersucht wurden, ist die Aussagekraft einer Untersuchung naturgemäß gering. In diesem Fall werden Metaanalysen[18] herangezogen, die mehrere Studien miteinander vergleichen. Zeichnet sich ein gemeinsamer Trend ab, gewinnen die Ergebnisse möglicherweise an Aussagekraft. Allerdings: Metaanalysen mit kleinen Studien ersetzen jedoch niemals die Qualität großer, gut konzipierter Studien. Letztere brauchen wir unbedingt, um in der Forschung zu Skin Picking voranzukommen.

---

18 Eine Metaanalyse kombiniert auf quantitative Weise die Ergebnisse mehrerer Studien. Das verbessert die Aussagekraft der Ergebnisse. Wenn zu einem Thema nur wenige und kleinere Studien mit geringerer Aussagekraft vorliegen, sind Metastudien ein Notbehelf, um Trends herauszudestillieren. Ihre Aussagen sind jedoch trotzdem relativiert zu betrachten.

Was wissen wir bisher?

„Einer der wichtigsten Aspekte bei einer Psychotherapie ist das Gefühl, mit seinem Problem von der behandelnden Person verstanden zu werden", sagt Therapeutin Linda Mehrmann. Zweifel von Betroffenen, ob Verhaltenstherapie wirklich das Maß aller Dinge ist, könne sie daher gut verstehen. Sie empfiehlt, sich genau anzuschauen, was wir bisher wissen. „Die Definition von Verhaltenstherapie ist, vereinfacht gesagt: ‚Wir machen das, was wissenschaftlich erwiesen ist und hilft.' Deshalb verändert sich die Verhaltenstherapie auch ständig und passt sich neuen Erkenntnissen an, ohne auf ein bestimmtes Verfahren festgelegt zu sein. Ihre große Flexibilität ist einer der Vorteile der Verhaltenstherapie: Sie kann immer wieder neue Elemente in sich aufnehmen wie beispielsweise die Akzeptanz- und Commitmenttherapie[19]", so Linda Mehrmann weiter.

Mit „Hausaufgaben" zum Erfolg

In der Praxis sieht das dann oft so aus: Die behandelnde Person greift sich die Elemente aus ihrem großen „Verhaltenstherapie-Baukasten" heraus, die den meisten Erfolg versprechen. Funktioniert ein Ansatz nicht, wird der nächste ausprobiert: Versuch und Irrtum, so lange, bis hoffentlich die richtigen therapeutischen Instrumente gefunden sind. Die Patient:innen können ganz konkrete Strategien als „Hausaufgabe" ausprobieren und sehen selbst, welchen Effekt diese haben.

19 Akzeptanz- und Commitmenttherapie ist eine relativ junge Unterform der kognitiven Verhaltenstherapie, die in den 1980er-Jahren aufkam. Mehr dazu im Infokasten am Ende des Textes.

Metastudie 2016: Kognitive Verhaltenstherapie wirkt

In einer US-amerikanischen Metaanalyse aus dem Jahr 2016[20] wurden insgesamt elf Studien untersucht, die unterschiedliche Behandlungsansätze verfolgten. Drei davon beschäftigten sich mit Methoden auf Basis der kognitiven Verhaltenstherapie und fanden heraus, dass diese deutlich wirksamer gegen Skin Picking sind als gar nichts zu tun und abzuwarten. Als Therapiebausteine waren enthalten: Psychoedukation, Strategien gegen das Knibbeln (z. B. Habit Reversal Training bzw. Training zur Gewohnheitsumkehr) sowie Rückfallprophylaxe. Eine Effektstärke von durchschnittlich 0,68 wurde ermittelt. Das ist ein rechnerischer Wert, der als „Effektstärke nach Cohen“, kurz d, bezeichnet wird.

Die Effektstärke einordnen

Um diesen Wert einordnen zu können, muss man wissen: Bei 0,4 bis 0,7 spricht man von einer mittleren Effektstärke, ab 0,8 von einer hohen Effektstärke. Das heißt, Methoden der kognitiven Verhaltenstherapie hatten eine mittlere bis hohe Wirksamkeit in Bezug auf die Symptome von Skin Picking. Untersucht wurde, ob die Symptome abnahmen – also beispielsweise die Häufigkeit des Knibbeldrangs, des Verhaltens und der Intensität und auch, ob die Patient:innen im Alltag weniger eingeschränkt oder belastet waren. Es standen aber nur wenige qualitativ hochwertige Studien zur Verfügung. Auch Langzeiteffekte wurden nicht berücksichtigt. Daher sind die Ergebnisse mit Vorsicht zu interpretieren.

---

20 Schumer, M. C., Bartley, C. A. & Bloch, M. H. (2016). Systematic review of pharmacological and behavioral treatments for skin picking disorder. Journal of Clinical Psychopharmacology, 36, 147–152.

Metaanalyse Skin Picking 2017: Auch ACT kann helfen

Die meisten Forschungsstudien gibt es zu verhaltenstherapeutischen Behandlungsmethoden bei Skin Picking. Eine Metaanalyse[21] hat 2017 herausgestellt, dass verhaltenstherapeutische Behandlungen bei Skin Picking besonders wirksam sind. Nach bisheriger Studienlage sind diese Verfahren oder Methoden am wirksamsten:

- Kognitive Verhaltenstherapie
- Habit Reversal Training (HRT)
- Akzeptanz- und Commitmenttherapie (ACT)
- Eine Kombination von ACT und HRT

Die genannten therapeutischen Behandlungen hatten den Effekt, dass Betroffene ihre Haut deutlich weniger bearbeiteten als vorher.

Das Online-Selbsthilfeprogramm „SaveMySkin"

Im Rahmen ihrer Doktorarbeit hat Dr. Christina Gallinat, Co-Autorin dieses Buchs, 2018 das Online-Selbsthilfeprogramm „SaveMySkin" an der Forschungsstelle für Psychotherapie am Universitätsklinikum Heidelberg entwickelt. Das Programm speziell für Personen mit Skin Picking basiert auf der kognitiven Verhaltenstherapie und besteht aus verschiedenen Modulen:[22]

- Psychoedukation (Aufklärung über Dermatillomanie, Behandlung, Hautthemen)

21 Lochner, C., Roos, A., Stein, D. J. et al. (2017). Excoriation (skin-picking) disorder: a systematic review of treatment options. Neuropsychiatric Disease and Treatment, 13, 1867–1872.

22 Gallinat, C., Moessner, M., Haenssle, H. A. et al. (2019a). An Internet-Based Self-Help Intervention for Skin Picking (SaveMySkin): Pilot Randomized Controlled Trial. Journal of Medical Internet Research, 21(9), e15011. Eine ausführliche Beschreibung der Studie findet sich hier: Gallinat, C., Moessner, M., Haenssle, H. A. et al. (2019b). SaveMySkin: An Internet-based self-help intervention for skin picking. Study protocol for a randomized pilot study. Contemporary Clinical Trials Communications, 13, 100315.

- Informationen und Übungen (z. B. zu Selbstbeobachtung, Auslösern, Verhaltensstrategien, Umgang mit Emotionen, auf Skin Picking bezogene Gedanken)
- Selbstmanagement-Tools (z. B. zum Umgang mit Emotionen, Entspannung)
- Unterstützung durch tägliche E-Mails: eine motivierende Nachricht am Morgen und ein kleiner Fragebogen am Abend zur Symptomschwere am jeweiligen Tag, kombiniert mit einem unterstützenden Feedbackmechanismus
- Beratung in psychologischen und dermatologischen Online-Chats

Innerhalb der Studie konnten die Teilnehmer:innen das Programm online über zwölf Wochen frei nutzen. Von 133 Teilnehmenden schlossen 87 die Studie ab (65 Prozent). Die Symptomschwere und Belastung der Teilnehmer:innen wurde mithilfe von Fragebögen erfasst, die die Betroffenen selbst ausfüllten. Der Vergleich mit der Wartekontrollgruppe zeigte, dass das Ausmaß des Skin Pickings in der Interventionsgruppe deutlich abgenommen hatte (Effektstärke d = 0,79, also hoch). Die Größe des Effekts war dabei vergleichbar mit den Effekten in anderen Studien, die ebenfalls verhaltenstherapeutische Interventionen bei Skin Picking untersuchten.

Wie Christina Gallinat berichtet, waren die Nutzer:innen insgesamt sehr zufrieden mit dem Programm und bewerteten es als angemessen und hilfreich. Derzeit werden Möglichkeiten für eine größere Folgestudie zu SaveMySkin evaluiert.

Knibbelstopp

Auch an der Universität Köln wurde vor wenigen Jahren ein Online-Selbsthilfeprogramm entwickelt; es heißt Knibbelstopp[23]. „In einer ers-

23 „Knibbelstopp“ wurde 2016 von Linda Mehrmann, Prof. Alexander Gerlach und Prof. Antje Hunger entworfen. Auch die Selbsthilfegruppe Skin Picking Köln war an der Konzeption beteiligt.

ten Untersuchung mit 43 Teilnehmer:innen konnten wir eine gute Wirksamkeit mit hoher Effektstärke aufweisen", sagt Linda Mehrmann. 25 Teilnehmer:innen (58 Prozent) blieben bis zum Schluss dabei.[24]

Knibbelstopp besteht aus zehn Kapiteln und ist in drei Teile untergliedert. Im ersten Teil wird über das Störungsbild aufgeklärt und ein Selbstbeobachtungstraining vorgestellt. Ergänzend bietet das Programm Motivationsstrategien für eine Verhaltensänderung an. Der zweite Teil befasst sich mit konkreten Strategien gegen das Knibbeln: Training zur Gewohnheitsumkehr (Habit Reversal Training), Kontrolle der Auslöser, Veränderung von hinderlichen Gedanken und Steigerung des Wohlbefindens durch förderliche Aktivitäten. Der letzte Teil widmet sich dem Umgang mit schwierigen Situationen und der Vorbeugung gegen Rückfälle.

Die Resultate wurden etwas anders gemessen als in der SaveMySkin-Studie, da es eine Wiederholung der Messung nach sechs Monaten gab: Die Maßeinheit der Effektstärke ist hier „partielles Eta-Quadrat" (ηp^2). Dazu muss man an dieser Stelle nur wissen, wie diese Zahl interpretiert wird: Effekte ab .14 werden als großer Effekt gewertet (ab .01 klein, ab .06 mittel). Das Ergebnis der Knibbelstopp-Studie: Die Skin-Picking-Symptome der Teilnehmer:innen gingen stark zurück (ηp^2 = .33 bis .43).

„Am stärksten war die Veränderung im zweiten Teil, Strategien gegen das Knibbeln", berichtet Linda Mehrmann. Diese Veränderung habe sich auch über den anschließenden Beobachtungszeitraum von sechs Monaten nach Beendigung des Programms gehalten. „Das ist wirklich schön, da manche Programme oder Interventionen nur kurzzeitig wirken und hier aber eine anhaltende positive Veränderung deutlich wird."

---

24 Mehrmann, L. M., Hunger, A. & Gerlach, A. L. Efficacy of an online-based selfhelp program treating skin picking disorder with a multiple baseline design. In: Journal of Obsessive-Compulsive and Related Disorders 38 (2023).

Das Programm „Knibbelstopp“ ist kostenlos nutzbar. Wer es ausprobieren will, kann sich auf der Website www.knibbelstopp.de informieren.

Risiken und Nebenwirkungen von Online-Selbsthilfe

42 Prozent der Teilnehmenden hatten die erste Studie abgebrochen. Das gab Linda Mehrmann zu denken. Was konnten sie über die Motivation der Teilnehmenden herausfinden? Was machte der Abbruch mit ihnen?

„In den letzten Jahren erleben wir eine regelrechte Explosion von Online-Selbsthilfeangeboten – ob von Krankenkassen oder von kommerziellen Anbietern“, erklärt Mehrmann. „Unsere Befürchtung ist, dass daraus die falschen Schlüsse gezogen werden könnten, etwa: Dann bräuchte man ja keine Psychotherapien mehr zu bewilligen – wer ein Problem hat, könne eine Online-Anwendung nutzen.“[25] Die Abbrecherquoten seien bei Online-Selbsthilfeprogrammen üblicherweise sehr hoch. „Deshalb wollten wir wissen: Wie geht es denen, die abbrechen?“

Das Ergebnis ist eine zweite Studie, die 2024 veröffentlicht wurde[26]. Die Aufrufe, an der Studie teilzunehmen, fielen auf fruchtbaren Boden: Mehr als 1000 Interessierte meldeten sich. Davon nahmen 400 vollständig an der Studie teil. Das Verhältnis zwischen denen, die das Programm größtenteils bearbeiteten und denen, die im Verlauf nicht weiter damit arbeiteten, war 208 (52 %) zu 192 (48 %).

„Teilnehmende, die nicht bis zu den Kapiteln zu Habit Reversal Training und Stimuluskontrolle gekommen sind, haben wir als Non-Completer gewertet. Denn das sind die wichtigsten Bausteine“, erklärt

---

25 Sogenannte Digitale Gesundheitsanwendungen (DIGA) sind von den Krankenkassen anerkannt. Das heißt, Patient:innen können sich eine DIGA verschreiben lassen, wenn die behandelnde Person darin einen medizinischen Nutzen sieht. Für Skin Picking oder andere BFRBs gibt es bisher noch keine DIGA. Hier findest du ein Verzeichnis mit allen aktuellen DIGA: https://diga.bfarm.de/de/verzeichnis

26 Mehrmann, L.M., Gerlach, A.L.: The Challenge for Successful Self-Help: Side Effects of Discontinuing an Internet-Based Program for Skin Picking Disorder. In: Cognitive Therapy and Research 48, 39–51 (2024). Hier frei zugänglich: https://doi.org/10.1007/s10608-023-10430-4.

Mehrmann die Herangehensweise. Das entsprach etwa der Hälfte des Knibbelstopp-Programms. „Wer hingegen diese Kapitel bearbeitet hatte, galt für uns als Completer."

Ergebnis: Den größten Gewinn durch das Knibbelstopp-Programm – in Form von reduziertem Skin Picking – hatten die Completer. Überraschenderweise zeigten aber auch die Non-Completer nachhaltig reduziertes Skin Picking.[27] Allerdings nicht in dem Ausmaß wie die, die bei der Stange geblieben waren.

Weniger Motivation und Selbstwirksamkeit

Einen deutlichen Unterschied gab es bei der Selbstwirksamkeit: Diejenigen, die im Programm sehr weit gekommen waren, zeigten ein höheres Gefühl der Selbstwirksamkeit. Unter Selbstwirksamkeit versteht man eine Überzeugung wie: „Wenn ich mich wirklich anstrenge und etwas gegen mein Skin Picking tue, werde ich auch etwas erreichen und Skin Picking reduzieren können." Bei den Abbrechenden war dieses Gefühl deutlich geringer ausgeprägt.

„Wir wissen nicht, warum das so ist", erklärt Linda Mehrmann. „Möglicherweise hat der Abbruch des Programms zu dem frustrierenden Eindruck geführt, dass man gegen sein eigenes Verhalten machtlos sei."

Abgefragt wurde auch die Motivation, an psychischen Problemen allgemein und insbesondere am Skin-Picking-Verhalten etwas zu ändern. Und zwar jeweils vor und nach Absolvierung des Programmes. Dabei zeigte sich: Sowohl bei den Completern als auch bei den Non-Completern sank diese Motivation. Aber bei den letzteren deutlich stärker.

„Dass die Motivation bei den Completern sank, hat uns nicht erstaunt", erklärt Mehrmann. „Sie haben erfolgreich etwas gegen ihr

---

27 Nachhaltig heißt in diesem Fall: Es gab drei Befragungen nach Abschluss des Programms: eine nach zwei Wochen, eine nach drei Monaten und eine nach weiteren drei Monaten. Das heißt, ein Zeitraum von mehr als sechs Monaten nach der Studie wurde erfasst.

Skin Picking unternommen. Aber wie fühlten sich diejenigen, die weniger mit dem Programm gearbeitet haben?“ Es gab zwei mögliche Erklärungen: Ihnen reichte schon die eher geringe Reduktion des Skin Pickings, die sie aufgrund der unvollständigen Teilnahme am Programm erreicht hatten. Oder: Sie waren dermaßen frustriert von ihrem Abbruch, dass auch ihre Motivation schwand.

„Es wäre fatal, wenn bei Abbrechenden der Eindruck entsteht, dass sie an ihrem Skin Picking nichts ändern können“, sagt Studien-Betreiberin Mehrmann. „Das könnte dazu führen, dass sie keine weitere Hilfe suchen.“ Anbieter solcher Programme sollten diese möglichen negativen Effekte in ihre Überlegungen einbeziehen.

Welche Auswirkungen haben einzelne Behandlungsformen auf die Betroffenen? Diese Frage wird viel zu selten gestellt. Ähnliche Sorgen treiben auch Selbsthilfegruppen um. Denn in den Gruppentreffen berichten Teilnehmende manchmal, wie frustrierend für sie die erfolglosen Versuche mit Habit Reversal Training, dem Knibbelstopp, ihrer Psychotherapie oder anderen Behandlungsformen sind. Auch wir in der Selbsthilfe wissen nicht, warum manche Teilnehmende nur ein- oder zweimal bei Gruppentreffen auftauchen und dann nie wieder gesehen werden. Haben wir ihnen mit unserem Angebot schon so weit geholfen, dass sie allein weitermachen können? Oder sind manche von den Gruppentreffen frustriert und entmutigt – und sagen es uns Organisator:innen nicht? Deshalb begrüßen wir es sehr, dass solche Fragen hier gestellt werden. Ein guter Ansatz, die Fragestellung bei Studien und in der Selbsthilfe gleich mitzudenken.

2. Was folgt daraus für meine Therapiewahl?

Heißt das jetzt: Wenn ich eine Verhaltenstherapie mache, werde ich geheilt? Nein. Zwar hat sich die Verhaltenstherapie, statistisch gesehen, als wirksam erwiesen. Ob sie es aber im Einzelfall ist, hängt von vielen Faktoren ab. Letztlich wird man nicht durch die Therapie selbst geheilt, sondern erlernt in der Therapie Strategien für den Umgang mit sich selbst. Eine Therapie bedeutet immer auch, aktiv an sich zu arbeiten.

Ist Verhaltenstherapie das Richtige für mich?

Welche Therapieform passt, ist eine sehr individuelle Angelegenheit. Es kann sein, dass Verhaltenstherapie für dich nicht das Beste ist, zum Beispiel wenn du an schweren Traumata leidest oder wenn du das Gefühl hast, noch vieles aus deiner Kindheit aufarbeiten zu müssen. In dem Fall sind Traumatherapie oder analytische Therapie vielleicht passender. Lass dich beraten! In Erstgesprächen und probatorischen Sitzungen kannst du die Frage mit einer beratenden Person der Behandlung besprechen.

Ist die behandelnde Person für mich die richtige?

Das kannst du in Erstgesprächen und sogenannten probatorischen Sitzungen herausfinden. Das sind Testsitzungen, bei denen du herausfindest, ob du und die behandelnde Person zueinander passen. Dabei zählt dein Bauchgefühl. Ein:e Therapeut:in kann noch so qualifiziert sein: Wenn die Chemie nicht stimmt, wird die Therapie wenig Erfolg haben. Du kannst mehrere Therapeut:innen ausprobieren, um dann zu entscheiden, welche:r am besten zu dir passt. Bitte nimm nicht gleich die:den „erste:n Beste:n". Es ist verständlich, wenn du schnell mit der Therapie beginnen willst, weil du schon so lange auf deinen ersten Termin warten musstest. Aber der Vergleich lohnt sich. Und du brauchst absolut kein schlechtes Gewissen zu haben, wenn du dich nach mehreren Probesitzungen für eine bestimmte Person und damit gegen andere entscheidest. Therapeut:innen sehen das absolut professionell. Wenn nicht, spricht das gegen sie!

Muss sich mein:e Therapeut:in mit Skin Picking auskennen?

Sich mit Skin Picking auszukennen, ist für die behandelnde Person definitiv von Vorteil. Aber leider haben nicht alle Therapeut:innen bisher Erfahrungen in der Therapie von Skin Picking sammeln können. Daher: Wenn deine behandelnde Person zu Beginn der Therapie nicht viel über Skin Picking weiß, ist das kein Ausschlusskriterium. Denn es gibt inzwischen gutes Informationsmaterial, zum Beispiel dieses Buch, aber auch Websites und Broschüren. Am Buchende listen wir einige empfehlenswerte Medien auf. Sich über Skin Picking zu informieren, muss kein zeitraubendes Unterfangen sein. Aber dein:e Therapeut:in sollte auf jeden Fall bereit sein, hinzuzulernen. Eine kompakte Fach-Fortbildung für Therapeut:innen gibt es von Christina Gallinat, Alexandra Martin und Jennifer Schmidt: „Dermatillomanie: Symptomatik, Ätiologie und Therapie des pathologischen Bearbeitens der Haut"[28]. Dein:e Therapeut:in ist dir für eine Empfehlung dieses Artikels bestimmt dankbar.

Brauche ich unbedingt eine Therapie?

Die beste Therapie bringt nicht den gewünschten Effekt, wenn du gar keine Therapie brauchst bzw. noch nicht dazu bereit bist. Manchmal helfen völlig andere Dinge gegen Skin Picking, zum Beispiel Yoga, Stricken, Joggen, Meditieren, Schlagzeug spielen, sich in einer Selbsthilfegruppe engagieren. Nur weil diese Dinge noch nicht erforscht worden sind, heißt das nicht, dass sie nicht wirken! Der positive Effekt wohltuender Aktivitäten auf das psychische Befinden ist sehr gut belegt. Zwar ist Skin Picking oft mit Trauma, Depression, körperdysmorpher Störung oder anderen psychischen Erkrankungen verbunden. Doch manchmal – meist bei den leichteren Formen – handelt es sich schlicht um eine Angewohnheit, die irgendwann außer Kontrolle ge-

---

28 Erschienen 2020 in: Psychotherapeut, 65, 313–328.

raten ist. Auch hier gilt: Höre auf deinen Bauch! Wenn du das Gefühl hast, eine Therapie würde dir nichts bringen, probiere etwas anderes. Es gibt nicht DIE eine Lösung oder Therapie für alle. Es ist immer ein Puzzle, das wir für uns selbst zusammensetzen müssen.

Ich will es mit einer Therapie versuchen. Wie funktioniert das?

Zunächst einmal: Mach dich darauf gefasst, dass es länger dauern wird, bis du einen Therapieplatz bekommst. Sechs bis neun Monate Wartezeit sind normal. Es kann auch schneller gehen, wenn du an einem Ort mit guter Versorgung wohnst. Aber wenn du es mit Therapie versuchen willst, zögere lieber nicht länger und geh die Sache sofort an. Such dir Therapeut:innen in deiner Nähe und nimm Kontakt auf. Wie das Prozedere genau abläuft, dazu gibt es im Internet unzählige Anleitungen.[29] Viel Erfolg bei der Suche!

3. Psychopharmaka, ja oder nein?

Auch die Wirksamkeit von Psychopharmaka gegen Skin Picking ist Gegenstand einer Metaanalyse von 2016[30]. Die selektiven Serotonin-Wiederaufnahmehemmer (SSRI) oder Antiepileptika, die oft gegen Zwangserkrankungen verschrieben werden, kommen auch gegen Skin Picking zum Einsatz. Laut Studie können sie aber nicht unbedingt empfohlen werden. SSRI wie Citalopram und Fluoxetin oder das Antiepileptikum Lamotrigin zeigten im Vergleich zu den Kontrollgruppen keine bedeutsame Wirksamkeit. N-Acetylcystein (eigentlich ein

---

29 Siehe z. B. die 2021 neu aufgelegte Broschüre „Wege zur Psychotherapie“ der Bundespsychotherapeutenkammer, auch online unter: https://www.bptk.de/wp-content/uploads/2021/08/bptk_patientenbroschuere_2021.pdf (zuletzt aufgerufen: 13.03.2022).

30 Schumer, M. C., Bartley, C. A. & Bloch, M. H. (2016). Systematic review of pharmacological and behavioral treatments for skin picking disorder. Journal of Clinical Psychopharmacology, 36, 147–152.

Hustenlöser) wurde ebenfalls auf seine Wirkung bei Skin Picking hin untersucht und zeigte gute Wirksamkeit.[31] Eine Literaturstudie aus dem Jahr 2022 wertete 24 klinische Studien zum Einsatz von NAC bei BFRBs aus und kam zu dem Ergebnis: „Obwohl sich NAC bei der Behandlung von BFRB-Störungen als erfolgreich erwiesen hat, stammen die Daten aus wenigen klinischen Studien und Fallberichten, in denen eine kleine Anzahl von Patienten untersucht wurde. Größere Studien mit längeren Laufzeiten sind erforderlich, um die Wirksamkeit von NAC bei diesen Störungen vollständig zu belegen."

Eine Studie untersuchte die Wirkung von Memantin bei Skin Picking und Trichotillomanie. 86 betroffene Frauen nahmen den Wirkstoff, der eigentlich bei Alzheimer-Patienten eingesetzt wird, über einen Zeitraum von acht Wochen. 60,5 Prozent von ihnen zeigten einen starken oder sehr starken Rückgang der Symptome (in der Placebogruppe waren es nur 8,3 Prozent). Um verlässliche Aussagen zur Wirksamkeit von Memantin treffen zu können, braucht es aber noch mehr und größere Studien.[32]

Was heißt das für Betroffene? Wenn du Medikamente zur Behandlung von Skin Picking nimmst, sollte dich deine Ärztin bzw. dein Arzt auf jeden Fall gut beraten. Denn z. B. Psychopharmaka erfordern eine spezielle Dosierung, die strikt eingehalten werden muss.

Und immer wieder solltest du für dich überlegen: Wie geht es mir jetzt mit dem Medikament? Hat sich meine Symptomatik verbessert, seit ich das Medikament nehme? Fühle ich mich insgesamt besser? Natürlich solltest du auch Nebenwirkungen festhalten. Es gibt standardisierte Fragebögen, die du in regelmäßigen Abständen ausfüllen

---

31 Lee, Debra K., Lipner, Shari R.: The Potential of N-Acetylcysteine for Treatment of Trichotillomania, Excoriation Disorder, Onychophagia, and Onychotillomania: An Updated Literature Review. In: International Journal of Environmental Research and Public Health. 2022 (11). Hier frei zugänglich: https://www.mdpi.com/1645412

32 Grant, Jon E., Chesivoir, Eve, Valle, Stepahnie, Ehsan, Dustin, Chamberlain, Samuel R.: Double-Blind Placebo-Controlled Study for Memantine in Trichotillomania and Skin-Picking Disorder, in American Journal of Psychiatry, Mi 2023, Seiten 348-356. Frei zugänglich unter https://ajp.psychiatryonline.org/doi/10.1176/appi.ajp.20220737

kannst, um das zu kontrollieren. Frag die Person, bei der du in therapeutischer oder neurologischer Behandlung bist, danach. Natürlich sind Fragebögen immer nur Momentaufnahmen. Aber über die Zeit ergibt sich ein Trend. Nach einem halben Jahr wertest du die Fragebögen aus und schaust, ob sich dein Zustand verbessert hat. Wenn nicht, sprich mit der verschreibenden ärztlichen Fachperson darüber und berate, was du noch probieren kannst.

Um es noch einmal zu betonen: Aktuell gibt es kein Medikament, das spezifisch für Dermatillomanie empfohlen wird. Psychotherapie ist die Behandlung der Wahl.

4. Was gehört zu einer kognitiven Verhaltenstherapie?

Psychoedukation

Am Anfang der Therapie steht die umfassende Aufklärung und die gemeinsame Erarbeitung eines individuellen Störungsmodells. Die behandelnde Person vermittelt fundiertes Wissen zu allen wichtigen Aspekten von Skin Picking (Phänomenologie, Epidemiologie, Entwicklung sowie Aufrechthaltung und Therapie der Störung). Dieser Baustein ist deshalb so wichtig, weil Skin Picking kaum bekannt ist und wir Betroffenen oft von starken Schuld- und Schamgefühlen gequält werden.

Selbstbeobachtung und Identifizierung auslösender Bedingungen

Mithilfe der behandelnden Person ergründet die:der Betroffene das Störungsbild im Detail. Dafür gibt es Selbstbeobachtungsprotokolle, mit denen man zum Beispiel die Dauer der Hautbearbeitung, die Hautstelle und das Maß der Bewusstheit erfasst. Solche Protokolle zu führen fördert die Selbstwahrnehmung und Aufmerksamkeit für das eigene Verhalten. Damit eröffnen sie größere Handlungsfreiheit. Und die erfassten Informationen liefern wertvolle Hinweise zur Therapieplanung und zur Auswahl der Verhaltensstrategien.

Auswahl und Umsetzung spezifischer Strategien

Auf Grundlage der persönlichen Therapiemotivation und konkreter Ziele werden die Verhaltensänderungen besprochen. Im Vordergrund stehen Strategien, die das Bearbeiten der Haut schrittweise reduzieren sollen. Um die Strategien umzusetzen, brauchen Betroffene ein gewisses Maß an Beharrlichkeit.

Habit Reversal Training

Beim Habit Reversal Training üben Betroffene eine Muskelreaktion ein, die mit dem Verhalten nicht vereinbar ist (z. B. die Faust ballen, die Finger spreizen, auf die Hände setzen). Diese Bewegung soll dann möglichst oft als Reaktion auf den Drang zum Skin Picking ausgeführt werden. Der Grundgedanke ist: Das neue, eingeübte Verhalten soll sich als Alternative zum schädigenden Bearbeiten der Haut einschleifen. Habit Reversal Training sollte man nicht auf eigene Faust ausprobieren, sondern besser mit kompetenter Begleitung. Sonst kann es schnell zu Frusterlebnissen kommen.

Entkopplung

Bei der Entkopplung soll die Bewegung, die zu dem unerwünschten Verhalten führt (also zum Skin Picking), von dem eigentlichen Skin Picking getrennt werden. Das funktioniert durch Übung: Mehrmals hintereinander führt man die Bewegung hin zur Haut aus, doch bevor man die Haut wirklich berührt, lenkt man die Finger auf eine andere Stelle, zum Beispiel ans Ohr oder an die Haare.

Diese Übung lässt sich auch „in sensu" durchführen: Das heißt, man stellt sich im ersten Schritt vor, man würde knibbeln. Im zweiten Schritt macht man dann tatsächlich die entkoppelnde Bewegung. Eine Arbeitsgruppe am Universitätsklinikum Hamburg-Eppendorf befasst sich intensiv mit diesen Techniken. In einer Studie[33] übten 113 Teilnehmende mit mindestens einem BFRB diese drei Techniken: Habit Reversal, Entkopplung und Entkopplung in sensu. Dabei sorgte die Entkopplung für den stärksten Rückgang von BFRB-Symptomen, aber

33 Moritz, S., Penney, D., Ahmed, K., Schotz, S.: A Head-to-Head Comparison of Three Self-Help Techniques to Reduce Body-Focused Repetitive Behaviors. In: Behavior Modification, Volume 46, Issue 4 (Juli 2022). Hier frei verfügbar: https://doi.org/10.1177/01454455211010707

nicht für für Personen mit Skin Picking. Diesen half eher Habit Reversal Training. In der Praxis bedeutet dies: Betroffene, für die z.B. Habit Reversal Training nicht funktioniert, können es auch mit Entkopplung oder Entkopplung in sensu probieren. Am besten in therapeutischer Begleitung. Eine gute Übersicht mit Video-Anleitung zu den verschiedenen Techniken gibt es auf dieser Website: www.tricks-gegen-ticks.de.

Rückfallprophylaxe

Betroffene müssen darauf vorbereitet werden, dass das Bearbeiten der Haut gelegentlich wieder auftreten kann. Das gilt auch dann, wenn sie zuvor eine starke Reduktion des Verhaltens oder sogar völlige Abstinenz erreicht haben. Besonders kritisch sind stressige und emotional herausfordernde Zeiten. Dabei ist das Auftreten einzelner Episoden nicht mit einem Rückfall gleichzusetzen. Zum Abschluss werden mögliche Bewältigungsmaßnahmen im Rahmen eines Notfallplans erarbeitet.

Elemente der Akzeptanz- und Commitmenttherapie

Innerhalb einer Verhaltenstherapie lassen sich auch Elemente der Akzeptanz- und Commitmenttherapie (ACT) anwenden. Sie zielt darauf ab, die eigenen inneren Erfahrungen (z. B. starke Gefühle) zu akzeptieren. Im zweiten Schritt kann dann das Verhalten, das man sich zur Vermeidung eines bestimmten Gefühls angewöhnt hat (also Skin Picking), losgelassen werden. Zur ACT gehört auch die (Neu-) Orientierung des eigenen Lebens an den persönlichen Werten und Zielen.

Weitere Elemente

Außerdem werden in der Therapie von Skin Picking häufig auch Interventionen eingesetzt, die den Umgang mit Emotionen und die Stressresilienz verbessern sollen. Wichtige Themen sind auch: das eigene Körperbild und der Aufbau eines guten Selbstwertgefühls.

Eine Studie der Uni Graz legt einen positiven Einfluss von expressivem Schreiben auf Skin Picking nahe. Expressives Schreiben ist eine therapeutische Schreibtechnik, bei der persönliche Erfahrungen mit seelischer Bedrängnis niedergeschrieben werden, ohne sich an Schreibkonventionen zu halten. In der Studie von 2023[34] wurden 132 Personen mit Skin Picking in zwei Gruppen aufgeteilt: Eine absolvierte sechs Sitzungen in Expressivem Schreiben, die Kontrollgruppe schrieb sechs Mal über abstrakte Kunstwerke. Bei beiden Gruppen ließ der Drang zum Skin Picking bereits nach der ersten Schreibsitzung nach. Die Teilnehmenden erlebten auch eine geringere Anspannung und ein größeres Gefühl der Erleichterung nach dem Ende einer Schreibsitzung. Expressives Schreiben verringerte nach der zweiwöchigen Intervention auch den Schweregrad des Skin Pickings. Auch hier besteht allerdings noch weiterer Forschungsbedarf.

---

34 Schlintl, C., Schienle, A.: Reduction of Pathological Skin-Picking Via Expressive Writing: A Randomized Controlled Trial. Clinical Psychology in Europe, 5(2), 1–18, 2023. Eine Zusammenfassung ist hier zu finden: https://doi.org/10.32872/cpe.11215

Teil C: Aktiv werden

1. Die Bedürfnisse der Haut achten: Pflege von Haut, Wunden und Narben

Es ist schon ein wenig seltsam: Einerseits sind wir Betroffenen Expert:innen im Hinblick auf das Thema Haut. Kaum jemand beschäftigt sich so intensiv mit seiner äußeren Hülle wie wir – wenn auch auf destruktive Weise. Wir sind hyperfokussiert und lernen dadurch viel über unsere Haut: wie sie reagiert, wenn wir sie quetschen, an ihr zerren, wenn wir sie zerkratzen und mit Instrumenten bearbeiten. Wir beobachten, wie schnell Wunden heilen, wie schnell sich neue Krusten bilden, welche Kosmetik die Haut trotz Wunden verträgt.

Glück gehabt – dank meiner Haut!

Doch in mancherlei Hinsicht sind wir erschreckend ungebildet. Das musste ich jedenfalls bei mir mehrmals feststellen. Erstens war ich eine verdammt faule Socke, was Hygiene angeht: jedes Mal desinfizieren vor und nach einem Knibbelanfall? Ach wozu! Jeden Morgen und Abend das Gesicht waschen? Abends das Make-up abnehmen? Nö, danke. Ich war so auf das Knibbeln fixiert, dass fürs Desinfizieren kein Platz zu sein schien. Zum Glück sind Infektionen niemals aus dem Ruder gelaufen. Man kennt aus Onlineforen genügend Fälle von Sepsis (Blutvergiftung) durch Skin Picking, aber mich hat es zum Glück nie erwischt. Meine Haut hat mir auch die Nachlässigkeit beim Reinigen glücklicherweise verziehen.

„Meine Haut hat es nicht verdient"

Überhaupt ist meine Haut genial! Sie hat alle Wunden geheilt, obwohl ich ihr immer wieder neue zufügte. In meiner Zeit als aktive Skin Pickerin war ich völlig ignorant gegenüber der eigenen Haut und habe keine Gedanken darauf verwendet, herauszufinden, was ihr guttun würde. Wie ich später feststellte, war ich der Meinung, sie hätte es nicht verdient – oder vielmehr, ich hätte es nicht verdient. Welch ein Irrtum!

Wissenslücken finden

Die individuellen „blinden Flecken" in puncto Haut-Bildung sind vermutlich bei jeder und jedem Betroffenen etwas anders gelagert. Zum Beispiel wusste ich auch bis vor circa zehn Jahren nicht, woran man eigentlich erkennt, ob ein Pickel „reif" zum Ausdrücken ist. Eine Apothekerin erklärte es mir, als ich eine Creme gegen unreine Haut kaufen wollte. „Am besten ist es, wenn Sie zur Kosmetikerin gehen. Aber wenn Sie schon Pickel selbst ausdrücken, dann warten Sie mindestens, bis ein kleiner weißer Punkt an der Oberfläche zu sehen ist." Oh, mein Gott, wie peinlich! Nach mehreren Jahrzehnten Skin Picking war das immer noch neu für mich. Bei mir hatten Pickel eben nie die Chance, sich bis zum Reifestadium zu entwickeln.

Schwierig, Vertrauenspersonen zu finden

Am besten ist es natürlich, mit einer kompetenten Fachperson (Mediziner:in oder Kosmetiker:in) über diese Fragen zu sprechen. Diese kann individuell beraten und hat die meiste Fachkenntnis. Leider wissen wir alle, wie schwer es ist, solche Vertrauenspersonen zu finden. Die folgenden Tipps geben wieder, was sich im Allgemeinen bewährt hat. Kosmetikerin Angelika Schmitz aus Kerpen hat ihren Rat als

Expertin ergänzt. Dieses Kapitel erhebt aber keinen Anspruch auf Vollständigkeit. Es bietet nur Anregungen. Bei jedem Selbsthilfegruppen-Treffen erhältst du individuellere Tipps von anderen Teilnehmenden. Wie immer liegt es an dir, zu testen, was für dich gut passt.

Zu viel oder zu wenig

Aus der Selbsthilfe kenne ich sehr viele Betroffene, die wie ich Haut und Wunden kaum oder gar nicht pflegen, manche vielleicht aus Angst, von der Hautberührung wieder getriggert zu werden. Haptische Reize können ein starker Knibbelauslöser sein. Auf der anderen Seite gibt es viele, die ein Vermögen ausgeben, ja, die sich regelrecht verschulden auf der Suche nach der perfekten Hautpflege, immer in der Hoffnung, die nächste Hightech-Creme könnte das Leiden von selbst lindern. Unnötig zu erwähnen, dass diese Versuche zum Scheitern verurteilt sind. Denn selbst die beste Kosmetik kann nicht helfen, wenn das Knibbelverhalten bleibt.

Heilende Rituale lernen

Aber: Hautpflege kann Skin Picking durchaus mildern. Das muss noch nicht einmal viel kosten. Mit der Pflege erlernen wir Hautrituale, die uns nicht schädigen, sondern schützen. Wir lassen uns selbst jeden Tag ein bisschen positive Aufmerksamkeit angedeihen. Die Haut beruhigt sich und bekommt jedes Mal aufs Neue die Chance, besser zu heilen. Und abgeheilte Haut bedeutet: weniger „Angriffspunkte" zum Knibbeln!

Die Reinigung

Reinigen ist lästig, kann aber gegen Pickel helfen. Das tägliche Waschen des Gesichts wird allgemein empfohlen – nicht nur Skin Pickern, sondern allen Menschen. Die Frage ist nur, wie häufig und mit welchen Produkten. Oder reicht nicht auch Wasser? Angelika Schmitz, Inhaberin des BeautyStore Kerpen, ist geprüfte Cidesco-Fachkosmetikerin. Sie hat unter ihren Kund:innen viele von Skin Picking Betroffene. Sie empfiehlt grundsätzlich, die Haut morgens und abends zu reinigen. „In der Nacht finden Regenerationsprozesse in der Haut statt, sie arbeitet dann auf Hochtouren", erklärt Schmitz. „Wenn man am Abend eine Creme aufgetragen hat, nimmt sich die Haut, was sie braucht, der Rest verbleibt auf der Hautoberfläche und kann Reizungen verursachen." Deshalb sei eine Reinigung am folgenden Morgen unbedingt nötig. Die Abendpflege wegzulassen sei auch für Ungeschminkte nicht sinnvoll: „Auch tagsüber arbeitet die Haut und ist Umwelteinflüssen wie Staub, Abgasen und Schweiß ausgesetzt." Die Creme, die am Morgen aufgetragen wurde, mache ebenfalls eine Reinigung am Abend erforderlich. „Das ist so wie mit dem Zähneputzen, das machen wir auch zweimal am Tag."

Haut vor dem Austrocknen bewahren

Damit die Haut vom Reinigen nicht zu trocken wird, empfiehlt die Kosmetikerin: „Die Reinigungsprodukte sollten kein oder nur wenig Natriumlaurylsulfat enthalten." Das Produkt ist manchmal auch als Natrium Laureth Sulphate oder ähnlich in der Liste der Inhaltsstoffe (INCI-Liste) aufgeführt. Austrocknung kann bei empfindlicher Haut zu Reizungen oder Juckreiz führen. Von Reinigungshelfern, wie zum Beispiel Bürsten, rät Angelika Schmitz dringend ab: „Die sind ein perfekter Ort für Bakterien, die später zu Pickelbildung führen können." Die Reinigungsprodukte sollten frei von Paraffinen sein, rät die Kosmetikerin. „Gut sind hohe Konzentrationen an hautfreundlichen Ölen, Vitamin E und natürliche Feuchtigkeitsspender." Bei Gesichtswasser rät sie zu alkoholfreien Produkten mit (je nach Hautzustand) Hamamelis, Aloe Vera, Hyaluronsäure oder Provitamin B5.

Manchmal ist weniger mehr

Wichtig ist, zu schauen, wie die eigene Haut die Reinigung verträgt. Reagiert sie gereizt, ist gerötet und brennt? Dann war die Reinigung zu aggressiv, und ein milderes Mittel muss her. Ich persönlich reinige mein Gesicht morgens mit Mizellenwasser. Das reicht mir völlig und kostet nicht viel. Von einer Betroffenen habe ich gehört, dass sie ihr Gesicht morgens und abends einer dreifachen Reinigungsprozedur mit verschiedenen Mitteln unterzog. Ihre Haut war rot und brannte. Manchmal ist weniger mehr. „Versuch doch mal, nur ein Produkt zu nutzen", schlug ich vor. Das half tatsächlich, ihre Haut war nach wenigen Tagen kaum noch gereizt.

Haut feucht halten

Trockene Haut spannt und neigt zu Schuppenbildung. Beides fühlt sich nicht gut an und kann triggern. Daher ist es sinnvoll, die Haut täglich einzucremen, um sie feucht zu halten. Feucht heißt nicht fettig! Eine Fettcreme (also eine zu reichhaltige Creme) kann weitere Pickel zur Folge haben, weil sie die Poren verschließt. Was gar nicht geht: Vaseline und Paraffine, sagt auch Kosmetikerin Angelika Schmitz. Sie rät zu leichten, milden Cremes mit Vitaminen. „Die unterstützen den Heilungsprozess."

Die richtige Pflege finden

Welche Feuchtigkeitscreme ist die richtige? Das lässt sich nicht pauschal beantworten, sagt Angelika Schmitz. „Es gibt nicht DIE richtige Pflege. Bei der Wahl des Produkts kommt es auf die individuelle, also vom Hauttyp und Hautzustand abhängende Zusammensetzung an." Manchmal reichen schon günstige Produkte aus der Drogerie – wenn sie passen. Im Zweifelsfall sollte man in der Apotheke, bei der Kosmetik-Fachkraft oder der Hautärztin bzw. dem Hautarzt nachfragen.[35]

Wunden versorgen

Auch wenn die Gefahr gering ist, sich beim Skin Picking eine Blutvergiftung einzuhandeln: Sie ist vorhanden, denn durch jede offene Wunde können schädliche Mikroorganismen eindringen. Deshalb sollte man nach jeder Knibbelattacke die Wunden desinfizieren. Dazu gibt es in der Apotheke eine ganze Reihe von Mitteln, sogar solche, die bei Hautkontakt nicht wie verrückt brennen. Sie desinfizieren trotzdem – auch, wenn Skin Picker nicht glauben können, dass etwas wirkt, wenn es nicht schmerzt. Frag bitte nach einem hautverträglichen Desinfektionsmittel, denn du musst es wegen deiner Erkrankung häufig anwenden. (Dein:e Apotheker:in braucht natürlich nicht zu wissen, was du nicht sagen willst. Du kannst auch von deiner besonders sensiblen Haut erzählen.) Das Knibbeln reizt die Haut ohnehin schon, deshalb sollte ein Desinfektionsmittel sie nicht noch weiter schädigen. Kosmetikerin Angelika Schmitz empfiehlt die Desinfektion mit sanften Lotionen. „Bitte vorher sichergehen, dass keine Allergie gegen einen oder mehrere der Inhaltsstoffe vorliegt!" Gut seien Mischungen aus Klee, Minzöl, Eukalyptusöl, Kampfer und Aloe Vera (rein und ohne andere Zusatzstoffe).

Offene Wunden behandeln

Offene Wunden sind ein rotes Tuch für viele Betroffene: Wir können sie nicht überschminken und trauen uns deshalb nicht aus dem Haus. Wir wünschen uns, dass sie schnell heilen. Doch wenn sie heilen,

35 Viele geniale, günstige Hautpflege-Tipps gibt es in dem Buch „Hautnah" der Dermatologin Yael Adler (erschienen 2016 bei Droemer). Sogar Teebeutel können gegen Wunden zum Einsatz kommen. Sehr zu empfehlen!

bilden sie trockene Krusten. Und die verleiten uns wieder zum Knibbeln. Ein Teufelskreis. Wie können wir den durchbrechen? Am besten mit sanften Mitteln. Dazu gehört beispielsweise, punktuell eine beruhigende Heilsalbe aufzutragen. Angelika Schmitz: „Ist die Wunde geschlossen, helfen Cremes mit Vitamin E, Zink oder Bisabolol bei der Abheilung." Die Inhaltsstoffe dürfen die Haut nicht bei der Regeneration stören.

Knibbelreize durch Eincremen mildern

Schon normale, trockene Haut, zum Beispiel an den Fingerspitzen, kann zum Knibbeln reizen. So bilden sich manchmal kleine abstehende Fetzen rund um die Nägel. Ich habe deshalb für die Fingerspitzen immer eine Handcreme griffbereit. Das war der Rat einer Therapeutin. Ich konnte erst gar nicht glauben, dass ein derart banaler Tipp tatsächlich hilft. Aber wer dafür sorgt, dass die Fingerspitzen nicht austrocknen, senkt das Triggerpotenzial erheblich. An das häufige Eincremen der Hände musste ich mich erst einmal gewöhnen. Erst verfuhr ich nach dem Motto „Viel hilft viel". Das Ergebnis war, dass die Creme viel zu lange zum Einziehen brauchte. Ich nehme jetzt immer eine kleine Menge, dafür aber häufiger. Das ist besser.

Hautpartien unzugänglich machen

Bei einigen Wunden kann es hilfreich sein, sie mit Pflastern zu bedecken. Ich spreche aber nicht von den handelsüblichen „hautfarbenen" Modellen. Sondern von transparenten Pflastern, die die Wunde luftdicht abschließen. Der Fachausdruck dafür ist „hydrokolloid". Diese Pflaster gibt es in der Drogerie oder Apotheke. Sie schaffen ein feuchtes Klima, das die Wundheilung fördert. Dadurch entstehen auch keine Krusten – sehr von Vorteil, wenn man die Pflaster nach mehreren Tagen abzieht.

Zeit zum Heilen verschaffen

Für die Wunden im Gesicht habe ich sogenannte Herpes-Patches genutzt (auch aus der Drogerie oder Apotheke). Das sind hauchdünne runde Pflaster ohne Wirkstoffe. Diese fallen im Gesicht kaum auf. Man kann sie tagelang auf der Haut lassen. Als ich noch sehr viel Skin Picking betrieben habe, nutzte ich diese Pflaster nur für die schlimmsten Stellen, um ihnen Zeit zum Heilen zu verschaffen. Das waren vielleicht zwei oder drei Stellen im Gesicht, während rundum noch 15 andere, kleinere Wunden lagen. Natürlich hätte ich mir sagen können: „Was hat es überhaupt für einen Sinn, nur ein paar Wunden zu versiegeln, wenn du an die anderen immer noch rangehst?" Aber ich kann sagen: Das Erfolgsgefühl, mindestens eine oder zwei tiefe Wunden durch Selbstfürsorge geheilt zu haben, ist ein starker Motivator!

Narbenpflege

Was kann ich tun, damit Narben schnell verblassen und die Haut wieder glatt wird? Diese Frage taucht bei unseren Selbsthilfegruppen-Treffen immer wieder auf. Das ist ganz natürlich, denn Narben entsprechen nicht dem Ideal perfekter Makellosigkeit. Unter Skin Pickern gibt es leider einige, die dauerhafte, tiefe Narben davontragen. Ich habe jedes Verständnis der Welt dafür, wenn man versucht, diese durch kosmetische Behandlungen zu minimieren.

Narben sind nur ein kleiner Teil von uns

Andererseits gilt aber auch: Wir neigen dazu, uns sehr auf unsere Hautmakel zu fokussieren. Manchmal erscheinen uns Narben viel größer, als sie sind. Wir glauben, dass auch allen anderen diese Schandmale sofort ins Auge stechen. Das ist aber oft gar nicht der Fall. Denn Außenstehende sehen uns als einen individuellen Menschen, auch wenn zu dieser Person eben auch ein paar Narben gehören. Die Narben sind klein im Vergleich zum ganzen Menschen. Aus meiner Erfahrung mit körperdysmorpher Störung kann ich gar nicht oft genug betonen: Es kommt darauf an, wie wir selbst unsere Narben sehen: ob wir uns Tag und Nacht mit ihnen beschäftigen – oder ob wir ihnen Zeit geben zum Verblassen, ob wir sie gar als Teil von uns begreifen.

Auch eine Frage der Einstellung

Wie entstellend Narben sind, hängt nicht unbedingt davon ab, wie *objektiv* sichtbar sie sind, sondern welche Einstellung wir zu ihnen entwickeln. Ein Beispiel dafür: Ich habe mich immer sehr für meine frischen rosafarbenen Narben im Gesicht geschämt. Dabei hatte ich im Dekolleté viel mehr Narben, aber die waren schon verblasst. Die waren mir deshalb egal, obwohl sie durch den Kontrast zur gebräunten Haut sehr gut sichtbar waren. Sie waren eben nicht mehr akut und zählten deshalb für mich nicht. Wenn Menschen mich auf Narben ansprachen, dann immer auf die im Dekolleté, denn es waren die sichtbarsten. Für mich aber waren nur die im Gesicht wichtig – die kaum jemand wahrnahm. Übrigens: Wenn ich auf die Narben angesprochen wurde, dann immer mit freundlichem Interesse, nicht herabsetzend. Im Nachhinein habe ich daraus gelernt, dass ich meine Narben zeigen kann. Sie schmälern in keiner Weise meinen Wert als Person.

Die Schönheit sehen

Wie geht es dir, wenn du Menschen mit Narben siehst? Wahrscheinlich hast du – wie ich – als Skin-Picking-Betroffene einen krassen Scanner-Blick auf die Haut anderer Menschen und nimmst Narben sofort wahr. Aber wie ist es, wenn du dich eine Weile mit der Person unterhältst und sie dir sympathisch ist? Ich für meinen Teil kann sagen: Wenn ich mich mit einem Menschen unterhalte, den ich mag, tritt für mich schon nach ein paar Minuten seine Schönheit in den Hintergrund, Hautunebenheiten sind nicht wichtig und verschwinden aus meinem Bewusstsein. Die Erfahrung habe ich bei vielen Selbsthilfegruppen-Treffen gesammelt. Schon deshalb ist Selbsthilfe sehr zu empfehlen!

Der Faktor Zeit

Es gibt verschiedene Arten von Narben, und bestimmte Narbenbehandlungen helfen nur bei bestimmten Narben. Bitte sei vorsichtig und lass dich gut beraten, wenn du eine Narbenbehandlung in Erwägung ziehst. Rote Narben heilen und verblassen mit der Zeit. Man kann diesen Vorgang beschleunigen. Manche nutzen dazu pflegende Öle oder spezielle Salben aus der Apotheke. Kosmetikerin Angelika Schmitz rät bei oberflächlichen Narben zu regelmäßigen Peelings, zum Beispiel Enzympeelings. Auch fruchtsäurehaltige Cremes beschleunigen das Verblassen. Schmitz: „Im Kosmetikstudio gibt es auch spezielle Behandlungen wie Mikrodermabrasion, Mikroneedling und Fruchtsäurebehandlungen. Bei tiefen Narben können Sie einen Hautarzt um Rat fragen, der auf ästhetische Medizin spezialisiert ist. Es gibt beispielsweise Behandlungen mit sogenannten Fraxel-Lasern. Solche Behandlungen aber bitte nur beim Arzt vornehmen lassen!“

Finde heraus, was deiner Haut guttut

Gerade zum Thema Narben gäbe es noch viel mehr zu sagen. Ich möchte dich ermutigen, aktiv zu werden: Mach dich schlau in Selbsthilfegruppen! Trau dich, ärztlichen Rat einzuholen oder in der Apotheke nachzufragen! Dort wirst du noch viel individuellere Tipps bekommen.

2. Bessere Gespräche mit Hautärzt:innen? Ja, bitte!

Die Kommunikation zwischen Betroffenen und Hautärzt:innen ist – sagen wir mal – verbesserungswürdig. Wie ich das meine, soll zunächst ein Beispiel aus der eigenen Erfahrung zeigen. Weiter unten in diesem Kapitel schildere ich Ansätze für eine bessere Kommunikation zwischen Ärzt:innen und Patient:innen.

Vor ein paar Jahren suchte ich wegen eines komischen Flecks in der Achselhöhle einen Hautarzt auf. Wie er mich behandelte, ist mir in Erinnerung geblieben, auch weil ich es im Tagebuch festgehalten habe:

Wer sich als Skin-Picking-Betroffene:r überwindet und trotz aller Schamgefühle die Hautärztin oder den Hautarzt aufsucht, hat allein schon dafür einen Orden verdient. Aber leider vertieft die Art, wie Dermatolog:innen Skin Picker behandeln, diese Scham nur noch. Ich spreche natürlich nicht von allen Vertreter:innen des Berufsstandes. Aber von der deutlichen Mehrheit (zumindest gefühlt; Zahlen gibt es dazu natürlich nicht).

Der Hautarzt, mit dem ich es zu tun hatte, war sogar relativ okay: Er servierte mir beispielsweise nicht den Standardspruch, ich sollte doch einfach die Finger aus dem Gesicht lassen. Aber viel hat nicht mehr gefehlt. Grund für meinen Besuch war besagte Hautveränderung, die nichts mit Skin Picking zu tun hatte.

Wenn du schon hingehst, nimm ein paar Flyer der Selbsthilfegruppe mit, überlegte ich, und schmink dich nicht. Mal sehen, ob er dich auf die Wunden anspricht! Denn aus Berichten in der Selbsthilfegruppe wusste ich: Viele Hautärztinnen und -ärzte verschreiben irgendwelche Salben, sprechen die Patient:innen aber nicht auf Skin Picking an.

Wie sich im Gespräch mit dem Arzt herausstellte, war die Hautveränderung harmlos. Erst ganz zum Schluss sprach er mich doch noch auf die Wunden an, aber im Zusammenhang mit kleinen Knubbeln am Kinn.

„Sie piddeln ja selbst an Ihrer Haut, da ist es kein Wunder, dass Sie diese Knubbel haben“, meinte er. So ein Blödsinn! Die Knubbelchen hat-

ten nichts mit meinen Skin-Picking-Wunden zu tun, weil ich sie gar nicht bearbeitet hatte. Dennoch ergriff ich die Gelegenheit und sagte, dass ich unter Skin Picking litt.

„Was ist denn das?", fragte er. „Davon habe ich noch nie etwas gehört." Ich erklärte, dass es sich um eine psychische Erkrankung handele und dass Betroffene nicht aufhören können, die eigene Haut zu drücken und quetschen.

„Ach so", sagte er, „das kenne ich. Wenn ich solche Patienten habe, schicke ich sie zum Psychologen, oder sie sollen eine Entspannungstechnik erlernen." Dazu nickte ich: Besser, Dermatolog:innen schicken die Patient:innen weiter zu einer psychologischen Behandlung, als dass sie sie mit irgendwelchen Cremes und Salben abspeisen, die nicht helfen.

Dann erzählte ich dem Arzt, dass ich die Gründerin der Selbsthilfegruppe Skin Picking sei und dass ich einige Flyer mitgebracht hätte – ob er die im Wartezimmer auslegen würde? Er war sofort einverstanden. „Von Ihren Flyern kann ich hier jeden Tag mehrere verteilen." (Nebenbemerkung: Eine bessere Bestätigung dafür, dass Skin Picking weitverbreitet ist, kann es gar nicht geben. Ganz abgesehen von den vielen, die sich zu sehr schämen, um eine ärztliche Fachperson aufzusuchen!)

Dann meinte er plötzlich: „Sie sind aber ein schlechtes Vorbild für die Selbsthilfegruppe, wenn Sie nicht geheilt sind, Frau Bäumer!" Wie bitte? Mir fielen so viele Gründe ein, warum dieser Satz Unsinn ist. Erstens: Man ist nie ganz von Skin Picking „geheilt". In Krisensituationen, wie ich sie kurz zuvor durchlebt hatte, taucht es wieder auf. Zweitens: In der Selbsthilfegruppe gibt es keinen „Guru", der anderen den erleuchteten Weg weist. Es geht um gegenseitige Unterstützung. Der Weg ist das Ziel. Drittens: Was weiß der schon von mir? In Ermangelung einer schlagfertigen Antwort sagte ich nur:

„Ich war so gut wie geheilt, bis mein Mann gestorben ist. Da ist es zurückgekommen und bis jetzt nicht wieder verschwunden." Was sagte er darauf? Nichts! Nicht einmal „mein Beileid" oder so.

Stattdessen riet mir der Herr Doktor allen Ernstes: „Sie müssen sich aber schminken!“ Ach was. Schminken? Geniale Idee! Darauf wäre ich von allein nie gekommen! Ob ich mich schminke oder nicht, ist immer noch meine eigene Entscheidung. Was hast du hier über mich zu bestimmen? Wiederum sagte ich nicht, was ich dachte – frau ist ja so verdammt gut erzogen –, sondern nur: „Ich habe mich extra nicht geschminkt, damit Sie es sehen.“

Unnötig zu erwähnen, dass ich diesen Arzt nie wieder aufsuchen werde.

Diese Geschichte soll hier stellvertretend stehen für viele, auch noch extremere Erlebnisse, die in der Selbsthilfegruppe immer wieder berichtet werden. Damit will ich zeigen: Nein, wir Skin Picker bilden uns das nicht ein, dass uns Hautärztinnen und -ärzte sehr oft mit Ignoranz und Arroganz begegnen und uns noch mehr beschämen, wo sie uns doch helfen sollten.

Zum Glück gibt es Ausnahmen: Dermatolog:innen, die aufmerksam sind, die merken, was Sache ist und sich fragen, wie sie das Thema ansprechen können, zum Beispiel eine Berliner Telemedizin-Praxis (ich darf hier keine Werbung machen, deshalb nenne ich den Namen nicht): Eine Mitarbeiterin meldete sich bei mir im Sommer 2021 und berichtete: „Wir haben viele Patientinnen am Telefon und fordern sie auf, Fotos von ihrer Haut zu schicken. Auf den Bildern sehen wir viele Läsionen, die darauf schließen lassen, dass die Patientinnen ihre Haut selbst bearbeiten. Das sieht man gut, denn es sind flächige, große Wunden. Manchmal sind sogar noch die Rillen der Fingernägel von einer frischen Knibbelsession zu sehen.“

Wie sollen die Hautärztinnen und -ärzte damit umgehen? „Unsere Medikamente wirken nur, wenn die Patientinnen es schaffen, ihre Haut in Ruhe zu lassen“, erklärt die Mitarbeiterin. Wie aber können Mediziner:innen das Thema Skin Picking so ansprechen, dass die Patient:innen nicht verschreckt werden? Was können sie tun, damit die Patient:innen überhaupt in die Lage versetzt werden, mit einer effektiven Hauttherapie anzufangen? Das sind endlich einmal die richtigen Fragen!

Die Mitarbeiterin lud mich ein, einen Vortrag aus Betroffenensicht vor dem Kollegium zu halten. Das geschah im September 2021; aus dem Vortrag wurde ein sehr fruchtbarer Austausch. Im Oktober 2021 bei den *BFRB Tagen*[36] wurde die Diskussion in einem Workshop mit einem weiteren Hautarzt fortgesetzt. Außerdem war das Arzt-Patienten-Gespräch Thema einer Diskussion in der Online-Selbsthilfegruppe. Hier sind die Ergebnisse dieser Gespräche zusammengefasst.

Was wünschen sich die Patient:innen, die mit Skin Picking zum Hautarzt gehen?

„So gut wie kein Patient und keine Patientin spricht das Problem von sich aus an", berichtete ein erfahrener Hautarzt während der *BFRB Tage*. „Die Patientin wartet auf eine Bemerkung des Arztes." Wer sich an eine Hautarztpraxis wendet, wünscht sich vor allem eines: ein Medikament gegen seine Hautkrankheit. Bei manchen Betroffenen ist tatsächlich eine Akne oder eine andere Hauterkrankung die Grundlage des Problems, aber sehr viele Skin Picker brauchen keine Hautunreinheiten als Anlass; sie schaffen sich selbst welche (ich spreche aus Erfahrung).

Nicht alle Betroffenen, die eine Arztpraxis aufsuchen, haben also eine Hautkrankheit. Fraglich ist nur, ob sich alle dessen bewusst sind, dass die Manipulation an der Haut der Hauptgrund für das Hautbild ist. Manche Betroffene wissen es, manche ahnen es, aber viele wollen es vielleicht auch nicht wahrhaben. Sonst würden sie ja an anderer Stelle ansetzen. Eine schwierige Situation für Ärztinnen und Ärzte, die zudem noch das Wartezimmer voller anderer Patient:innen haben! Innerhalb des Systems der Fünf-Minuten-Medizin müssen sie das

36 Es handelt sich um eine Fachtagung für Betroffene, Ärztinnen und Ärzte sowie Therapeut:innen, die ich im Oktober 2021 zusammen mit Christina Gallinat organisiert habe.

Thema so sensibel ansprechen, dass Betroffene möglichst wenig vor den Kopf gestoßen werden.

Was wünschen sich die Betroffenen von den Fachleuten? Eine Umfrage in der Selbsthilfegruppe ergab diese Wünsche:

- Verständnis
- Empathie
- Respekt
- keine Verurteilung
- Hilfe bei der Wundheilung
- Informationen zur Wundhygiene und Desinfektion
- Beratung zur Narbenbehandlung
- Informationen über Gefahren der Schmierinfektion
- Informationen über die Gefahr der Blutvergiftung
- Hinweise auf möglichen Einfluss der Ernährung
- Vereinbarung eines Nachfolgetermins (nach sechs Monaten) zur Beobachtung des Hautbilds
- eine Betroffene fand gut, dass ihre Ärztin sie mit den Worten „Ihre Akne ist gar nicht so schlimm, wenn Sie nicht daran kratzen" auf Skin Picking aufmerksam machte (damit wird immer noch die Existenz der Akne bestätigt, also der mögliche körperliche Aspekt der Erkrankung nicht ganz negiert)

Einmal aus anderer Sicht gefragt: Welche Gedanken und Gefühle vermuten Ärztinnen und Ärzte bei den Betroffenen, die sie aufsuchen? Dazu hatten Erstere folgende Ideen:

- Die Patient:innen sind unsicher, wie sie sich öffnen können.
- Sie hoffen, dass die Person es anspricht, die sie behandelt.
- „Diese muss doch eigentlich sehen, was los ist!"
- „Mir kann doch sowieso keiner helfen!"

Damit haben sie sich sehr gut in die Psyche der Betroffenen hineinversetzt. In der letzten Haltung wird das Dilemma deutlich: Mit dem

Arztbesuch selbst signalisieren Betroffene ja, dass sie sich dennoch eine Hilfe erhoffen.

Und hier nun kommt eine erfreulich vielfältige Liste an Vorschlägen für eine gute Gesprächseröffnung durch behandelnde Personen. Eigentlich richten sich diese Vorschläge an Mediziner:innen. Ich führe sie hier dennoch auf, um Betroffenen zu zeigen: Ihr müsst euch von ignoranten Ärzt:innen nichts gefallen lassen. Denn es geht auch sehr gut anders!

- Nicht sofort auf Skin Picking zu sprechen kommen, erst über die Geschichte der Haut reden (Anamnese: Vorerkrankungen, Allergien).
- „Haben Sie das Gefühl, nicht von Ihrer Haut ablassen zu können?“
- „Ich sehe auch, dass Sie sich kratzen. Leiden Sie darunter?“
- „Kratzen Sie denn nur oder knibbeln Sie auch an den Wunden?“
- Aufklärung: „Das, was Sie da machen, heißt Skin Picking. Es ist ...“
- Auf Selbsthilfegruppen verweisen, nicht direkt auf Therapie.
- Mehrere Hilfsangebote aufführen.
- Ich-Botschaften verwenden (Stichwort gewaltfreie Kommunikation): „Mir fällt auf, dass in diesem Bereich große, flächige Wunden sind. Das könnte Skin Picking sein.“
- Mitgefühl zeigen: „Das geht ganz vielen so. Eigentlich kennt das jeder von sich. Wir kauen alle mal an unseren Nägeln oder drücken mal einen Pickel aus. Aber manchmal nimmt das Ganze ein Ausmaß an, das Leidensdruck erzeugt.“
- Sagen, was mir als Mediziner:in auffällt: „Es sieht aus, als ob Sie “, „Kann es sein, dass Sie “, „Sind Sie derzeit unter Stress?“ – Betroffene haben dann die Chance, sich von selbst zu öffnen.
- Wenn die:der Patient:in auf der körperlichen Ursache beharrt, etwa: „Ich muss daran knibbeln, weil das Akne ist!“, dann als Mediziner:in nicht in Opposition gehen, sondern die Sicht der zu

behandelnden Person aufgreifen: „Ja, Sie haben Hautunreinheiten. Wie gehen Sie damit um?“

Ich finde diese Liste von Vorschlägen großartig und verblüffend.

Doch auch Ärztinnen und Ärzte haben Wünsche an die Patient:innen. Zu einer guten Kommunikation gehören immer mindestens zwei Seiten. Und diese Wünsche sind:

- Patient:innen mögen erkennen und wahrnehmen, dass auch das Verhalten (das Bearbeiten der Haut) ein Problem ist.
- Patient:innen mögen der behandelnden Person vertrauen, wenn sie sagt, dass das Hautbild nicht nur von einer Grunderkrankung wie Akne kommt.
- Patient:innen mögen gegenüber der behandelnden Person ehrlich sein.

Dies sind alles Beispiele für eine wünschenswerte Kommunikation zwischen Patient:innen und Ärzt:innen. Doch was, wenn Behandelnde von dieser Art der Ansprache keine Ahnung haben? Ein erfahrener Dermatologe empfahl während der *BFRB Tage*: „Wenn Sie merken, dass Sie nicht an der richtigen Adresse sind, zögern Sie nicht: Suchen Sie sich gleich jemand anderen.“

Als Unterstützung für den Arztbesuch können sich die Patient:innen auch den Flyer der Kölner Selbsthilfegruppe ausdrucken (www.skinpicking.de/downloads). In den Selbsthilfegruppen gibt es darüber hinaus immer wieder die Möglichkeit, sich über Arztbesuche auszutauschen und Tipps zu holen.

3. Selbsthilfe? Fragen und Antworten

Es ist großartig, wie viele neue Selbsthilfegruppen sich in den letzten Jahren gegründet haben! Das zeigt: Selbsthilfe wirkt. Für Betroffene ist es genial, sich mit anderen auf Augenhöhe auszutauschen.

Diese Worte von Betroffenen zeigen, wie gut Selbsthilfe tut:

- „Mir helfen das Verständnis und die Aufmerksamkeit, die mir andere Betroffene entgegenbringen."
- „Durch das Treffen bleibe ich ‚am Thema dran' und tue regelmäßig etwas nur für mich."
- „Ich bekomme dort Informationen und Empfehlungen für Hilfsangebote wie zum Beispiel Psychotherapie etc."
- „Es erinnert mich daran, dass ich nicht alleine oder komisch bin und hilft mir, mich zu erden, wenn es mir nicht gut geht."
- „Der Austausch mit anderen hilft mir, mein Verhalten besser zu verstehen."
- „Ich habe dort gelernt, überhaupt mal über das Thema zu sprechen."
- „Darüber zu sprechen hilft mir, mich weniger zu schämen."
- „Ich fühle mich endlich nicht mehr alleine."
- „Es ist schön zu merken, dass ich anderen Unterstützung schenken kann."
- „Ich habe dort sehr liebe Menschen kennengelernt."

Wenn Selbsthilfe für dich Neuland ist, hast du bestimmt eine Menge Fragen – und vielleicht Angst, dich in einem Treffen zu outen. Neue Mitglieder berichten immer wieder, dass sie Monate und manchmal sogar Jahre gebraucht haben, bis sie den Mut fanden, an einem Gruppentreffen teilzunehmen. Diese Angst ist sehr verständlich. Aber zum Großteil sind die Vorbehalte tatsächlich unbegründet. Damit du weißt, was dich so ungefähr in einer Selbsthilfegruppe erwartet, findest du im Folgenden die Antworten auf ein paar der häufigsten Fragen.

Wer kann bei einer Selbsthilfegruppe mitmachen?

Auf jeden Fall Betroffene. Wenn du also von Skin Picking betroffen bist, kannst du damit rechnen, dass du in der Gruppe Menschen kennenlernst, denen es sehr ähnlich geht. Die meisten Gruppen sind ebenfalls für andere BFRBs offen, zum Beispiel Trichotillomanie und Nägelkauen. Der Grund dafür ist, dass es zwischen diesen Verhaltensweisen viele Gemeinsamkeiten gibt und auch die Herausforderungen im Alltag sich oft gleichen.

Bevor du an einem Treffen teilnimmst, schick am besten eine Nachricht an die Kontaktadresse und frag nach, ob die Gruppe offen für Neuzugänge ist. Denn manche Gruppen haben schon viele Teilnehmer:innen und deshalb einen Aufnahmestopp. Dann kommst du vielleicht auf die Warteliste. Viele Gruppen sind aber offen und freuen sich über neue Gesichter!

Angehörige erlaubt?

Es kann sein, dass die Gruppe auch für Angehörige von Betroffenen offen ist. In Köln handhaben wir es beispielsweise so, dass Angehörige auf Anfrage auch an einem Treffen teilnehmen können. Für sie ist es eine ungeheure Erleichterung, mal offen mit Menschen über Skin Picking zu sprechen, die keine Scheu davor haben. Dabei erfahren sie eine Menge über das Verhalten, und es fällt ihnen leichter, mit ihrem betroffenen Familienmitglied umzugehen. In der Kölner Gruppe kommt es aber ziemlich selten vor, dass ein:e Angehörige:r anfragt. Wir sind also meistens „unter uns".

Online-Treffen

Manche Gruppen führen auch Online-Treffen durch, zum Beispiel wir in Köln. Diese Treffen sind offen für alle aus dem deutschen Sprachraum. Die realen Treffen hingegen richten sich an Betroffene aus Köln und dem Umland. Das handhabt jede Gruppe anders.

Wie laufen die Treffen einer Selbsthilfegruppe ab?

Dafür gibt es keine allgemeine Regel,[37] außer vielleicht, dass ein:e Moderator:in die Leitung des Treffens übernimmt. Viele Gruppen teilen das Treffen grob in drei Teile: Blitzlicht – Austausch – Blitzlicht. Das ist die Basis, der genauere Ablauf kann aber natürlich weiter verfeinert werden.

Blitzlicht bedeutet, dass alle Teilnehmenden sich kurz vorstellen und sagen, wie sie sich fühlen und welche Themen sie zu dem Treffen mitgebracht haben. Dann geht es ins Gespräch über Skin Picking und über alles, was einen gerade aktuell bewegt. Manchmal gibt es auch vorab festgelegte Themen wie beispielsweise „Scham“ oder „Disziplin“. Den Abschluss macht ein weiteres Blitzlicht, bei dem alle Beteiligten sagen, wie ihnen der Abend gefallen hat und wie sie sich nun fühlen. Bei der Abschlussrunde gibt es auch die Möglichkeit, neue Themen für die nächsten Treffen vorzuschlagen.

Muss ich ungeschminkt sein, um an Treffen der Selbsthilfegruppe teilzunehmen?

Du kannst geschminkt oder ungeschminkt teilnehmen – ganz wie du willst. Die Teilnehmenden handhaben das unterschiedlich. Es geht auch gar nicht darum, deine Haut zu beurteilen. Wir tauschen uns aus und unterstützen uns gegenseitig. Und wenn dir das guttut, bist du in der Selbsthilfegruppe richtig.

---

37 Wie unsere Treffen in Köln ablaufen, hat die Bloggerin Jacqueline (Donat) in einem Posting vom Dezember 2020 hervorragend beschrieben. Du kannst es hier nachlesen: https://mein-leben-mit-skinpicking.blogspot.com/2020/12/besuch-beim-online-treffen-der-shg-koln.html (zuletzt aufgerufen: 15.03.2022).

Kostet die Teilnahme an Treffen etwas?

Die Teilnahme an Treffen der Selbsthilfegruppe ist kostenlos, zumindest in Deutschland. Für die Anfahrt und gegebenenfalls den Parkplatz musst du selbst aufkommen (so ist es zurzeit bei unserer Kölner Gruppe geregelt). Es gibt unter Umständen auch die Möglichkeit, sich Anfahrts- und Fahrtkosten erstatten zu lassen. Wenn du seh- oder gehbehindert bist, gibt es in manchen Gruppen die Möglichkeit, die Anfahrtskosten erstattet zu bekommen. Auch für Hörbehinderte gibt es Hilfe: Wenn ein:e Gebärdendolmetscher:in bei Treffen anwesend sein soll, kann man sich das von der Selbsthilfeförderung bezahlen lassen. Dazu muss eine Gruppe groß genug sein, und es muss jemanden in der Gruppe geben, der sich um die Erstattung kümmert. Am besten, du erkundigst dich bei der Selbsthilfe-Kontaktstelle in deiner Nähe, welche Möglichkeiten es dort gibt.

Muss ich mich anmelden, um teilnehmen zu können?

Zu den Kölner Online-Treffen musst du dich mit Angabe eines Wunschtermins anmelden, damit wir dir einen Zugangslink schicken können. Zu den Präsenztreffen brauchst du dich prinzipiell nicht anzumelden. Aber es wäre schön, wenn du es dennoch tun würdest. Das verbessert die Kommunikation.

Ich will mein Gesicht lieber (noch) nicht zeigen. Muss ich bei Online-Treffen die Kamera einschalten?

Die Kamera einzuschalten ist in der Selbsthilfe sehr erwünscht. Versetz dich bitte einmal in die anderen Gruppenmitglieder: Die möchten gerne sehen, mit wem sie sprechen! Bei einem realen Treffen sieht man schließlich auch die anderen Gesichter.

Es wäre aber zu schade, wenn du nur deshalb nicht mitmachen möchtest, weil du dich vor der eingeschalteten Kamera scheust. Deshalb machen wir in Köln zu Anfang eine Ausnahme. Die meisten, die sich beim ersten Mal noch nicht trauen, haben spätestens beim zweiten Mal die Kamera an, denn sie sehen: Die anderen beißen ja gar nicht! Dies wird aber in jeder Gruppe anders gehandhabt, weshalb du dich bei der Kontaktaufnahme immer erkundigen solltest, welche Regeln es in der jeweiligen Gruppe dafür gibt.

Wenn Treffen mit eingeschalteter Kamera nichts für dich sind, gibt es auch noch andere Selbsthilfe-Formate, zum Beispiel Foren, Facebook-Gruppen und Chats auf WhatsApp oder Telegram. Für Hinweise dazu siehe die Medienempfehlungen weiter unten. Diese niederschwelligen Angebote erleichtern dir den Einstieg, bis du dich traust, dein Gesicht auch online in einem geschützten Raum zu zeigen.

Ich will lieber erst mal nur zuhören. Muss ich bei den Treffen etwas sagen?

Es ist vollkommen in Ordnung, wenn du erst einmal nur zuhören willst. Wie weit du dich ins Gespräch einbringst, entscheidest du allein.

Wann und wo finden die Treffen statt?

Auf mehreren Websites (beispielsweise www.skin-picking.de oder www.skinpicking-trichotillomanie.de) findest du die Kontaktdaten der aktuell bestehenden Selbsthilfegruppen. Dort kannst du alles Weitere erfragen. Hoffentlich ist eine in deiner Nähe dabei. Sonst gründe selbst eine – es ist kein Hexenwerk!

Wie lange dauert ein Treffen?

Treffen dauern meist anderthalb bis zwei Stunden.

Muss ich zu einem Treffen etwas vorbereiten oder mitbringen?

Mitbringen musst du nur dich selbst. Manchmal gibt es besondere Treffen mit Aktionen. Wenn dazu etwas mitgebracht werden soll, wird das vorher angekündigt.

Kann ich auch später kommen bzw. früher gehen?

Unpünktlichkeit wird nicht gern gesehen, denn sie bringt die Konzentration innerhalb der Treffen durcheinander. Wie du weiter oben gelesen hast, beginnen die Treffen mit einer Vorstellungsrunde. Die würdest du verpassen, wenn du zu spät kommst. Oder du platzt mitten in eine persönliche Darstellung hinein. Bitte versuche dir die Zeit für die Gruppe freizumachen! Dadurch zeigst du auch den anderen Teilnehmenden deine Wertschätzung. Klar, manchmal geht es einfach nicht pünktlich, weil zum Beispiel ein Zug ungünstig fährt. In dem Fall kläre das bitte vorab mit den Organisator:innen bzw. Moderator:innen des Treffens.

Was mache ich, wenn ich mich bei einem Treffen nicht wohlfühle?

Hoffentlich passiert das nicht, aber falls doch: Achte bitte möglichst darauf, was dein ungutes Gefühl auslöst. Wenn du den Auslöser erkannt hast, kannst du entscheiden, ob du die:den Moderator:in oder das Team darauf aufmerksam machen willst. Es hilft uns sehr, wenn wir erfahren, ob etwas bei einem Gruppentreffen nicht gut läuft. So können wir besser werden. Selbstverständlich liegt es vollkommen in deiner Hand, ob du weiter teilnimmst oder dich ausklinkst. Wenn du nicht weiter dabei sein willst, brauchst du dafür auch keine Gründe zu nennen.

Sind die Treffen der Selbsthilfegruppe Therapiesitzungen?

Die Moderator:innen sind keine Therapeut:innen, sondern genau wie die Teilnehmenden selbst Betroffene. Einige von uns haben sich so erfolgreich mit Skin Picking auseinandergesetzt, dass es nun für sie kein Problem mehr darstellt. Aber der Sinn der Treffen ist nicht, sich therapieren zu lassen, sondern sich auszutauschen und gegenseitig zu unterstützen.

Wie vertraulich sind die Dinge, die bei einem Treffen besprochen werden?

Sie sind absolut vertraulich. Alle Teilnehmenden verpflichten sich, Stillschweigen über die Gesprächsinhalte zu wahren. Und alle haben ein Interesse daran, sich an diese Abmachung zu halten. Du bist also an einem sicheren Ort.

Manche Treffen haben feste Themen. Warum?

Die Themen dienen als Denkanstoß. Wenn ein Abend ein Thema hat, heißt das aber nicht, dass man ausschließlich darüber reden darf. Vorrang hat immer, was die Teilnehmenden aktuell beschäftigt. So ist es jedenfalls in der Selbsthilfegruppe Köln. Also sprich deine Themen an! Es gibt bestimmt auch andere, die damit etwas anfangen können.

Wie werden die Themen ausgewählt?

Das ist unterschiedlich. In Köln wählen wir Themen aus, die wir aufgrund unserer Erfahrung für wichtig halten. Manchmal spielt auch die Jahreszeit eine Rolle (z. B. Sommer – kurze Klamotten und schwimmen gehen, Winter – Familienstress an Weihnachten). Teilnehmende können auch (sehr gern!) selbst Themen vorschlagen.

Hilft eine Selbsthilfegruppe gegen Skin Picking?

Ja – das ist jedenfalls die Erfahrung einiger langjähriger Mitglieder. Aber: Selbsthilfe bringt nicht allen etwas. Ob sie dir hilft, kannst du nur auf einem Weg herausfinden: indem du es ausprobierst. Trau dich!

Werde ich durch Gruppentreffen geheilt?

Tatsächlich: Bei vielen hat schon allein die Teilnahme an Gruppentreffen einen positiven Effekt auf das Knibbelverhalten. Aber das können wir natürlich nicht garantieren! Seinen Frieden mit Skin Picking zu schließen ist meist ein langer Weg – einer, den du selbst gehen musst. Meiner Erfahrung nach ist er umso leichter zu gehen, je mehr du Selbsthilfe zu deiner eigenen Sache machst. Wenn du dich engagierst, aktiv mitredest, kleine oder auch etwas größere Aufgaben übernimmst, Kritik übst, Anregungen gibst, lernst du, dass du Einfluss nehmen und Dinge in deinem Sinne gestalten kannst. Und das ist sehr heilsam!

Danksagung

Wir möchten an dieser Stelle die Gelegenheit nutzen, allen zu danken, die direkt oder indirekt zu diesem Buch beigetragen haben.

Allen voran danken wir den Menschen, die ihre persönlichen Geschichten hier geteilt haben. Diese stellen das Herzstück des Buches dar und wir sind uns sicher, dass jede davon anderen Betroffenen Mut und Hoffnung schenken wird. Tausend Dank für euren Mut und euer Vertrauen, eure Erzählungen in unsere Hände zu legen.

Darüber hinaus möchten wir uns besonders bei Dr. Kathrin Volkmann bedanken, die auch dieses zweite Buch ehrenamtlich lektoriert und uns hervorragend fachlich unterstützt hat.

Ebenfalls ehrenamtlich hat Daniel Hecktor den Text von Angela Hartlin ins Deutsche übertragen. Vielen Dank!

Dank auch an Linda Mehrmann, wissenschaftliche Mitarbeiterin am Lehrstuhl für klinische Psychologie und Psychotherapie der Universität Köln, für ihren Input zum Programm „Knibbelstopp".

Zuletzt geht unser Dank an alle, die sich in den letzten Jahren für Skin Picking und andere BFRBs engagiert und dadurch dazu beigetragen haben, Betroffene und Angehörige zu informieren, vernetzen und aufzufangen. Jedes einzelne kleine Gespräch und jede Aktion trägt dazu bei, dass sich Menschen mit BFRBs weniger allein fühlen und Hoffnung schöpfen.

Medienempfehlungen

Bücher

Ingrid Bäumer & Barbara Schubert (2019). In meiner Haut. Leben mit Skin Picking. 3. Auflage. Mabuse-Verlag.
Für Betroffene, Angehörige, Therapeut:innen

Linda M. Mehrmann & Alexander L. Gerlach (2020). Ratgeber Skin Picking. Hilfe bei Dermatillomanie. Springer-Verlag.
Für Betroffene, Therapeut:innen

Katharina Vollmeyer & Susanne Fricke (2021). Die eigene Haut retten. Hilfe bei Skin Picking. 4. Auflage. Balance Verlag.
Für Betroffene

Ruth Goldfinger Golomb, Charles Mansueto & Sherrie Mansfield Vavrichek (2021). Endlich frei von zwanghaftem Knibbeln. Sich wieder wohlfühlen in der eigenen Haut – Selbsthilfe bei Skin Picking und Hair Pulling. Kösel.
Für Betroffene

Yael Adler (2016). Haut nah: Alles über unser größtes Organ. Droemer.
Für Betroffene und alle, die Haut-Wissen und Hautpflege-Tipps suchen

Annette Pasternak (2020). Skin Picking. The Freedom We Found. Chattanooga.
Für Betroffene (englischsprachig)

Angela Hartlin (2009). Forever Marked: A Dermatillomania Diary. Eigenverlag.
Für Betroffene (englischsprachig)

Beiträge in Zeitschriften

Christina Gallinat, Alexandra Martin & Jennifer Schmidt (2020). Dermatillomanie: Symptomatik, Ätiologie und Therapie des pathologischen Bearbeitens der Haut. Psychotherapeut, 65, 313–328.
Für Therapeut:innen (Kompakt-Fortbildung)

Online- und Soziale Medien

Facebook-Gruppe „Dermatillomanie/Skin Picking (deutsch)"
Für Betroffene

Selbsthilfe-Programm „www.knibbelstopp.de" – nach wie vor kostenlos
Für Betroffene

Podcast und Instagram-Account „BFRB.care" von Christina Gallinat
(www.instagram.com/bfrb.care/ bzw. https://bfrbcare.podigee.io/)
Für Betroffene, Angehörige, Therapeut:innen

Info-Website von Christina Gallinat
www.skinpicking-trichotillomanie.de
Für Betroffene, Angehörige, Therapeut:innen

Info-Website von Ingrid Bäumer
www.skin-picking.de
Für Betroffene

Website zu Selbsthilfetechniken für Trichotillomanie, Nägelkauen, Skin Picking, Lippen-Wangen-Beißen & Co
https://www.tricks-gegen-ticks.de
Für Betroffene, Angehörige

Info-Website von Angela Hartlin (englischsprachig)
www.skinpickingsupport.com
Für Betroffene

Website der TLC Foundation for BFRBs (englischsprachig)
www.bfrb.org
Für Betroffene, Angehörige

Video

„Scars of Shame", Dokumentation mit Angela Hartlin
Für Betroffene (englischsprachig)

Quellen

Bäumer, I. & Schubert, B. (2019). In meiner Haut. Leben mit Skin Picking. 3. Auflage. Mabuse-Verlag.

Bundespsychotherapeutenkammer (2021). Wege zur Psychotherapie. Online unter: https://www.bptk.de/wp-content/uploads/2021/08/bptk_patientenbroschuere_2021.pdf (zuletzt aufgerufen: 13.03.2022).

Fardouly, J. & Vartanian, L. R. (2016). Social media and body image concerns: Current research and future directions. Current Opinion in Psychology, 9, 1–5.

Gallinat, C., Martin, A. & Schmidt, J. (2020). Dermatillomanie. Symptomatik, Ätiologie und Therapie des pathologischen Bearbeitens der Haut. Psychotherapeut, 65, 313–328.

Gallinat, C., Moessner, M., Haenssle, H. A. et al. (2019a). An Internet-Based Self-Help Intervention for Skin Picking (SaveMySkin): Pilot Randomized Controlled Trial. Journal of Medical Internet Research, 21(9), e15011.

Gallinat, C., Moessner, M., Haenssle, H. A. et al. (2019b). SaveMySkin: An Internet-based self-help intervention for skin picking. Study protocol for a randomized pilot study. Contemporary Clinical Trials Communications, 13, 100315.

Gallinat, C., Stürmlinger, L. L., Schaber, S. & Bauer, S. (2021). Pathological skin picking: Phenomenology and associations with emotions, self-esteem, body image, and subjective physical well-being. Frontiers in Psychiatry, 12, 732717.

Grant, J. E., Chamberlain, S. R., Redden, S. A. et al. (2016). N-acetylcysteine in the treatment of excoriation disorder – a randomized clinical trial. JAMA Psychiatry, 73, 490–496.

Hartlin, A. (2009). Forever Marked: A Dermatillomania Diary. Eigenverlag.

Donat, J. (2020). Besuch beim Online-Treffen der SHG Köln. Mein Leben mit Skin Picking/Dermatillomanie [Blog], 10. Dezember 2020. Online unter: https://mein-leben-mit-skinpicking.blogspot.com/2020/12/besuch-beim-online-treffen-der-shg-koln.html (zuletzt aufgerufen: 15.03.2022).

Kłosowska, J., Antosz-Rekucka, R., Kałużna-Wielobób, A. & Prochwicz, K. (2021). Dissociative experiences mediate the relationship between traumatic life events and types of skin picking. Findings from non-clinical sample. Frontiers of Psychiatry, 12, 698543.

Lochner, C., Roos, A., Stein, D. J. et al. (2017). Excoriation (skin-picking) disorder: a systematic review of treatment options. Neuropsychiatric Disease and Treatment, 13, 1867–1872.

Mehrmann, L. M., Hunger, A. & Gerlach, A. L. (in Vorbereitung). Efficacy of an online-based self-help program treating skin picking disorder with a multiple baseline design.

Monzani, B., Rijsdijk, F., Cherkas, L., Harris, J., Keuthen, N. J. & Mataix-Cols, D. (2012). Prevalence and heritability of skin picking in an adult community sample: A twin study. American Journal of Medical Genetics, 159B(5), 605–610.

Monzani, B., Rijsdijk, F., Harris, J. & Mataix-Cols, D. (2014). The structure of genetic and environmental risk factors for dimensional representations of DSM-5 obsessive-compulsive spectrum disorders. JAMA Psychiatry, 71(2), 182–189.

Roberts, S., O'Connor, K. & Bélanger, C. (2013). Emotion regulation and other psychological models for body-focused repetitive behaviors. Clinical Psychology Review, 33(6), 745–762. doi: 10.1016/j.cpr.2013.05.004.

Schumer, M. C., Bartley, C. A. & Bloch, M. H. (2016) Systematic review of pharmacological and behavioral treatments for skin picking disorder. Journal of Clinical Psychopharmacology, 36, 147–152.

Snorrason, I., Smári, J. & Ólafsson, R. P. (2010). Emotion regulation in pathological skin picking: Findings from a non-treatment seeking sample. Journal of Behavior Therapy and Experimental Psychiatry, 41(3), 238–245. doi: 10.1016/j.jbtep.2010.01.009.

Stahl, S. (2019). Sonnenkind und Schattenkind. Kailash Verlag.

Wabnegger, A., Übel, S., Suchar, G. & Schienle, A. (2018). Increased emotional reactivity to affective pictures in patients with skin-picking disorder: Evidence from functional magnetic resonance imaging. Behavioural Brain Research, 336, 151–155.